陈修园
著

黄胜岗
陈启戬
点校

俞长荣
审阅

中医启蒙经典·名家校注南雅堂陈修园医书

景岳新方八阵砭

海峡出版发行集团
THE STRAITS PUBLISHING & DISTRIBUTING GROUP

福建科学技术出版社
FUJIAN SCIENCE & TECHNOLOGY PUBLISHING HOUSE

图书在版编目（CIP）数据

景岳新方八阵砭 /（清）陈修园著；黄胜岗，陈启
爕点校 .—福州：福建科学技术出版社，2019.10
（中医启蒙经典 . 名家校注南雅堂陈修园医书）
ISBN 978-7-5335-5940-3

Ⅰ.①景… Ⅱ.①陈… ②黄… ③陈… Ⅲ.①八法
（中医）－方歌－注释－中国－清代 Ⅳ.① R289.4

中国版本图书馆 CIP 数据核字（2019）第 142008 号

书　　名　景岳新方八阵砭
　　　　　中医启蒙经典·名家校注南雅堂陈修园医书
著　　者　陈修园
点　　校　黄胜岗　陈启爕
审　　阅　俞长荣
出版发行　福建科学技术出版社
社　　址　福州市东水路 76 号（邮编 350001）
网　　址　www.fjstp.com
经　　销　福建新华发行（集团）有限责任公司
印　　刷　福州德安彩色印刷有限公司
开　　本　700 毫米 ×1000 毫米　1/16
印　　张　5.75
字　　数　68 千字
版　　次　2019 年 10 月第 1 版
印　　次　2019 年 10 月第 1 次印刷
书　　号　ISBN 978-7-5335-5940-3
定　　价　20.00 元

书中如有印装质量问题，可直接向本社调换

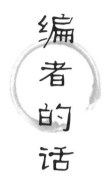

编者的话

陈修园（1753—1823），福建古代名医之一，其善于继承整理古典医籍，功力深厚，涉猎广泛，博采众长，学术上医文并重，法古而不泥古，继承创新并举。他注疏经典，启迪后人，是一位中医科普大家和卓越的教育家。

此套16种陈修园医书（原丛书名为"新校注陈修园医书"）自20世纪80年代由我社出版以来，深受广大中医爱好者和海内外中医界同仁的喜爱，同人脍炙，梨枣再易，总印数达50多万册，并先后荣获首届全国优秀医史文献图书暨中医药工具书银奖、全国首届古籍整理图书三等奖等多项省部级与国家级奖项。为了更好地阐发其学术价值，增强可读性，此次按现行编辑规范全面重新审读和梳理，定名为"中医启蒙经典·名家校注南雅堂陈修园医书"。

与其他陈修园医学丛书不同的是，本套丛书校注者不乏闽派著名临床医家、医史学家、我国首批500名老中医专家，他们中有原福建中医学院院长俞长荣、享医史界"南俞北马"之誉的"南俞"俞慎初教授、五世医家的林庆祥中医师。其次，此套丛书校注既遵从医古文规范精妙到位，又贴合临床，从临床角度多有发挥，更切实用性与启发性。为了凸显本套丛书的校注特色，我们基本还原和保留了校注者的校注原貌。

值此丛书问世之际，我们深切怀念"新校注陈修园医书"的倡导者、组织者、策划者——我国已故著名中医学家、医史大家俞慎初教授。此次，由俞慎初之女、"新校注陈修园医书"原责任编辑、我社原副社长副总编辑俞鼎芬编审组织联系，我们再次探访了几位校注者。在重新整理此丛书的过程中，我们深为老一辈中医药专家对中医事业的认真执着、无私奉献和不懈追求的精神所感动。他们的精神永远铭刻在我们心中，并激励着后人求索奋进。

由于原版书校注年代久远，经过多方努力，仍无法与所有校注者一一取得联系，望校注者或其亲属看到此套丛书后尽快与我社联系，我们将按有关规定寄赠样书并付稿酬。

再次感谢为此套丛书出版倾注大量心血的前辈们！

编者

2019 年 5 月

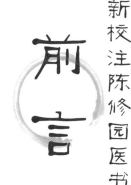

前言

陈修园（1753—1823），名念祖，福建长乐人。他学识渊博，医理精湛，不仅是一位富有创见的医学理论家和医术超群的临床家，同时也是一位杰出的中医科普作家。

陈氏热爱祖国医学，以继承、发扬这一宝贵的民族文化遗产为己任，孜孜不倦地为之奋斗终身。他对古典医籍的钻研，功力深厚，涉猎广泛，并博取众长，结合个人实践体会，写出许多著作，因而自成一家。特别可贵的是，他不鄙薄貌似浅易的中医普及工作，数十年如一日，本着"深入浅出，返博为约"的精神，采用通俗易懂的文字，阐释古奥艰深的中医学理，为后学者开启了升堂入室的方便之门。

陈氏著作颇多，业经肯定的有《神农本草经读》《时方歌括》《时方妙用》《医学三字经》《医学实在易》《医学从众录》《伤寒论浅注》《金匮要略浅注》《伤寒真方歌括》《金匮方歌括》《长沙方歌括》《景岳新方八阵砭》《灵素集注节要》《女科要旨》《十药神书注解》《伤寒医诀串解》等十六种，包括了从基础到临床，从入门、普及到提高等方面的内容，体现了陈氏的理论、心法和经验。其文字质朴洗炼，畅达优美，歌诀音韵，脍炙人口；其内容深入浅出，切于实用。有人称道他的文章是"连篇累牍而不繁，寥寥数语而不漏"。他的著作，一百多年来流传广泛、影响深远，成为中医自学与教学的重要书籍。

因此，搜集、整理陈氏的医学论著，并加以发扬光大，是中医学术界一项责无旁贷的任务。为此，我们选择了陈修园著作的适当版本，进行了校勘、注释和标点断句，并由福建科学技术出版社分册出版。

祖国医学在漫长的历史发展过程中，虽然几经摧残，但仍人才辈出，代有名家，经验日益丰富，理论不断发展。此中道理，值得探讨。我们希望通过陈修园著作的校注出版，有助于更好地，全面、系统、深入地研究陈氏的学术成就和学术思想；有助于探索中医名家的成长道路，摸索中医人才的培养规律；同时，也给中医临床、教学、授徒与自学提供一份宝贵的参考资料。

然而，由于时代的局限和遵古太甚，陈氏对于祖国医药学的发展，难免认识不足，对持不同学术观点医家的批评，未免失之过激，这是学习、研究陈修园学术思想时应该注意的问题。

中华全国中医学会福建分会
"新校注陈修园医书"校注组
1981 年 8 月

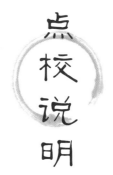

一、本书以上海锦章书局印行的《南雅堂医书全集》为底本，并参考上海科技出版社 1960 年出版的《景岳全书·新方八阵》及其他有关医籍进行校勘。

二、本书卷次、体例均依底本排列。底本中的双行小字，今统一改为单行小字。底本繁体字竖排，今改为简化字横排，并采用现代标点。排式变更造成的文字含义变化，予径改，如"右为末"改为"上为末"。

三、底本目录与正文有出入时，依据正文内容予以调整，力求目录与正文标题一致，不另加注。

四、凡底本无误，校本有误的，不改不注。底本引文虽有化裁，但文理通顺又不失原意者，不改不注。唯底本有误或引文改变原意时，方据情酌改，或仍存其旧，并酌情出注。

五、底本中的通假字、古今字，或改为简化字，或保留底本原字并酌情出注。异体字均改为简化字。

六、底本中某些中药名和中医专业术语与今通行名不同者，为保持古书原貌和时代特色，不作修改。

七、底本中疑难字句、冷僻字，以及不易理解的词句、典故、重要的特殊术语等，酌情简要出注。凡校注之文，仅在首次出现时予以注释说明，再次出现从略。

八、为保持古籍原貌，本次点校对底本的观点及理论不作任何删改，药物剂量亦采用旧制，个别当今已禁用或改用替代品的药物也未作改动，请读者注意甄别。

张景岳新方砭序

以药治病而有方，方既行于世，何以砭之？以其似是而非害经方也。经方云何？即仲景撰用《素问》，按六经而集伊圣汤液之遗方也。医道肇于轩岐而昌明于仲景，犹尧舜之道赖之孔子。后之学者虽天分极高，总不可舍先圣范围而求新厌故也。且人可以胜人，而不可胜天。天欲明至道而垂万世，必生一至人以主之。如《灵枢》《素问》，医学之全体也；《伤寒杂病论》，医学之大用也。天授之书可述而不可作，作则误为新方矣！

吾以为医学之误不始新书，而始于叔和，而新方之误尤甚于叔和者。叔和以《伤寒论》中六经括百病者，谓为冬月用不关三时，致后人相袭相悖。虽六经之法因之而废，至今尚知推崇乎仲景。景岳生于明季，有志著书则当明经卫道，指叔和之误而正之。何以反作新方，欲驾仲景而上之？

余初得景岳《类经》，阅叶敬问序文，称："景岳经、史、子、集无不研究，会稽中杰士也。"意其人必能真识仲景，可以羽翼圣经。不意其治阳虚者不知求之太阳，阳盛者不知责之阳明，而专主人参；欲补阴者不知求之太阴，欲救阴者不知取之少阴，而专主地黄。满纸之论阴论阳，依流俗之好尚，不尤甚叔和之认《伤寒论》之专为冬月而设耶？

余为景岳惜，斯不能曲为景岳讳也。尝考轩辕继天立极，与岐伯诸臣互明医道，何重民病也！汉仲景任长沙太守，慨世医之误，为轩岐阐法以开蒙昧。读其自序，又何悲悯也！古圣人推其不忍人之心，而大有造于天下万世，岂浅鲜哉？

余友陈修园治举子业，以文章著，而尤究心于《内经》《伤寒》《金匮》等书，常言医道在兹，著述颇富。仕畿辅大水后，民患温疫，施方药全活者不可胜数。目击一时方士因陋就简，语以仲景集群圣之方法则茫然，心甚痛之。夫阳托仲景之名，而实与相反者，景岳之邪说也。圣训不明，总由邪说不辟。为邪说之最者，莫如景岳之《新方八阵》。修园取新方而砭之，宁获罪于景岳，而思有补于苍生，斯不得不于宗景岳者脑后痛下一针也。

修园出其书以示余，旋自悔其言之激而焚之。余与修园有同志，私觅其原稿，属坊友付梓而出之。俾紫不夺朱，郑不乱雅，于医道不无少补云。

嘉庆九年桂月
愚弟许天霖在田氏拜题

张景岳新方砭小引

景岳《新方八阵》，余友林雨苍徇时好而为歌括，属余注解。余固辞之，又力请，遂不能却。

考景岳用功以多为贵，曾著《类经质疑集》，而全书六十四卷，世传出其甥手，要皆拾前人之糟粕而张大其言。斯道为之晦，而通行之套法实为之开也。

余即取通行之套法与经旨不戾者，借景岳之方而畅发之。景岳谓熟地补阴，即于阴字疏其义，其不能补阴处自在言外；人参补阳，即于阳字疏其义，其不能补阳处亦在言外。注之即所以砭之也，然业是道者绝少通儒，保无有读书死于句下者。且师友相传，因陋就简，谓景岳方最切时用。每出方论反借余之注解以覆空疏，竟使余寓砭于褒之意，尽为庸耳俗目所掩，可知笔墨之不可浪用也。余过矣！徐灵胎有《医贯砭》一书，谓赵氏之荒唐不足责，吕氏负一时之望而嘉之，则流毒无有已时。犹尝盗之罪大于为盗者，则向者之新方注解岂容姑存乎？因效徐灵胎例著《新方砭》四卷，必于矛盾处鉴余之苦心焉。

嘉庆七年岁次壬戌端阳陈念祖修园题于保阳差次

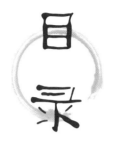

目录

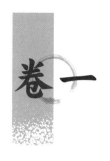

卷一

闽吴航　陈念祖修园父　著
男元豹道彪古愚
元犀道照灵石　同校字

补　阵

● 大补元煎

治男妇气血大坏，精神失守，危剧等证。此回天赞化[1]，救本培元第一要方[2]。

本方与后右归饮出入互用。

人参补气补阳以此为主，少则用一二钱，多则用一二两　山药炒二钱　熟地补精补阴以此为主，少则用二三钱，多则用二三两　杜仲二钱　当归二三钱，若泄泻者去之　山茱萸一钱，如畏酸吞酸者去之　枸杞二三钱　炙甘草一二钱

水二钟[3]，煎七分，食远温服[4]。

陈修园曰：景岳开章第一方即杂沓模糊，以启庸医混补之渐。据云气血大坏，精神失守，自非泛泛之药可以模棱幸中。景岳未读《本草经》，竟

---

〔1〕回天赞化：挽回天意，赞助教化。形容大补元煎有极大的功效。

〔2〕救本培元：挽救根本，培养元气。形容大补元煎有极大的功效。

〔3〕钟：古代量器名，春秋时十釜为钟；又是酒器名，后世称酒巵（杯）为钟。这里应指后者。

〔4〕食远：距离进食后较长时间。

臆创一说，曰补气补阳以人参为主，少则用一二钱，多则用一二两；补精补阴以熟地为主，少则用二三钱，多则用二三两。自此说一开，市医俱得捷径。不知神农明人参之性，通共三十七字，以补五脏为提纲，谓五脏属阴，此物专于补阴也。仲景于汗吐下后用之，以救阴存液。如四逆汤、白通汤、通脉四逆汤等，皆回阳大剂，俱不加此阴柔之品，致阳药反掣肘而不行。自唐、宋以后，少明其理，无怪景岳一人也。

至于地黄，神农有"填骨髓、长肌肉"等说。然为服食之品，非除病之药。《本草经》另特出"久服"二字，多则服至终身，少亦服至数年，与五谷之养人无异。若以景岳之言，肾虚精竭之人，用地黄二三两，煮成稠汁，令其多服，即可毕补肾之能事，岂脾虚食少之人，用白米二三升煮成糜粥，令其强食，即可毕补脾之能事乎？吾知其为害多矣！且一方之中，混拈补药数味，绝无配合意义。归、地、枸、萸、山药、人参皆粘滑之品，又益以甘草之甘，杜仲之钝，绝无灵动之性，入咽之后，无不壅气减食。气壅则神日昏，食减则精不储。精生于谷，神为阳气之主宰，精为阴气之英华，精神因此药而颓败，固不待言。

城西李某，患腹中满闷，倦怠懒言等证，医用逍遥散服三十剂，小便绿色，脚痿弱。延余诊之，六脉数而弦。余曰：病在中土，土气本缓而变数。数者，缓之反也；且兼弦象，弦为土贼，误药大伤土气。先以石斛、薏苡之类，先取其淡以补脾，嗣以大药救之[1]。李某云：甘本入脾，今谓淡以补脾，何义？余曰：《洪范》有"炎上作苦，润下作咸"等句[2]，皆就本物之味言之。惟于土，则曰稼穑作甘[3]，以土本无味可，故指土之所生而言也。无味即为淡，五味皆托始于淡，淡为五味之本。五脏皆受气于脾，脾为五脏之本，此理甚

---

〔1〕嗣：继续或连接的意思。

〔2〕《洪范》：《尚书》篇名，旧传为商末箕子向周武王陈述的天地之大法；近人疑为战国时期的作品。　炎上作苦，润下作咸：火性炎上，水性润下，而五行与五味的归属，火是属苦，水是属咸。因此说"炎上作苦，润下作咸"。

〔3〕稼穑作甘：稼是种谷，穑是收谷。这里稼穑泛指五谷。五谷由土所生。在五行与五味的归属中，土为甘味，因此说"稼穑作甘"。

妙。李某持方商之前医，谓药力太薄，议进大补元煎，日服一剂。半月后，大喘大汗，四肢逆冷。适余为盐台[1]，坚留署中治病。前医用贞元饮加味，即理阴之类，夜用六味回阳饮三剂。次早余到，肢冷如冰，汗出如涌，六脉全无，气喘，痰声漉漉。余曰：此因误服参、地过多，致下焦阴气上凌阳位，痰涎水饮闭塞气道，《内经》名为冒明晦塞[2]。反以贞元饮、六味回阳饮与前此所服大补元煎，皆重用地黄附和阴气，令阴霾四布，水势滔天，托回阳之名，以促其归阴。余每年目击服此药枉死者数十人。午后阴气用事，必不能少延，果如言而殁。附此以为喜用地黄、当归、枸杞、人参者戒！

● 左归饮

此壮气之剂也。凡命门之阴衰阳胜者，此方加减主之。

熟地二三钱，或加至一二两　山药二钱　枸杞二钱　炙甘草一钱　茯苓一钱
山茱萸一二钱，畏酸者少用之

水二钟，煎七分，食远服。

陈修园曰：左、右归二饮，余于歌括注[3]，取其用甘草一味，从阳明以输精及肾，亦不没景岳之善悟偶中处，究竟是无病时服食之方。若真正肾虚必专用健脾法，俾精生于谷；或兼用补火法，俾火能致水[4]。若徒用左、右归二饮，逐末而忘其本，不足赖也。二方之加减尤陋。

● 右归饮

此益火之剂也。凡命门之阳衰阴胜者，宜此方加减主之。

---

〔1〕盐台：管理盐政的官。

〔2〕冒明晦塞：太阳光被遮蔽，阴暗布满大地。借喻人体阴气上凌，阳气被遏，以致水饮不化。冒，遮蔽。晦，阴暗，昏昧。

〔3〕余于歌括注：据本书小引，陈修园曾为林雨苍的《新方八阵歌括》作注解。这一句即指此。

〔4〕火能致水：肾为水火之脏。益火之源，真火受益，则火自归元，阴翳自消，真水得复，因此说"火能致水"。

熟地二三钱或加至一二两　　山药二钱　　枸杞二钱

水二钟，煎七分，食远服。

● 左归丸

治真阴肾水不足，不能滋养营卫，渐至衰弱，或虚热往来、自汗盗汗，或神不守舍、血不归原，或虚损伤阴，或遗淋不禁，或气虚昏晕，或眼花耳聋，或口燥舌干，或腰酸腿软。凡精髓内亏，津液枯涸等证，俱速宜壮水之主以培左肾之元阴，而精血自充矣，宜此方主之。

大怀熟八两　　山药炒，四两　　枸杞四两　　山茱萸肉四两　　川牛膝酒洗，蒸熟，三两，精滑者不用　　菟丝制，四两　　鹿胶敲碎，炒珠，四两　　龟版切碎，炒珠，四两，无火者不必用

炼蜜丸桐子大，每用滚汤或淡盐汤送下百余丸。

陈修园曰：左、右归二丸，汇集药品颇纯，然亦是寻常服食之剂。若真正肾虚病，服之必增痰多气壅、食少神昏、心下悸、吐血等病。盖方中广集阴柔之品，每令阴气上弥，而天日不见，读《内经》者自知之。余尝与及门谈及二方〔1〕，谓景岳算得是一个好厨手。左归丸即厨子所造八仙菜，用燕窝、兰腿、猪脊髓、猪悬蹄、鸽子蛋、辽海参、香菌、鸡汁烹煮。右归丸又加椒、姜大辛之味，及火炙一二品在内，不特可口，而且益人。若因其益人而与病人食之，未有不作胀，留热而增病者。余故曰：景岳为厨中一好手，为医中一坏手也。今以此二方媚富贵家者，皆割烹要人之术也〔2〕。至于自注云治真阴肾水不足，不能滋养荣卫，渐至衰弱等句，不通之甚！

● 右归丸

治元阳不足，或先天禀衰，或劳伤过度，以致命门火衰不能生土，而

---

〔1〕及门：登门受业的学生。

〔2〕割烹要人之术：用割肉烹鲜的伎俩来玩弄人。讽刺医者把病人当作鱼肉，任意宰割烹调。

为脾胃虚寒。饮食少进或呕恶膨胀，或翻胃噎膈，或怯寒畏冷，或脐腹多痛，或大便不实，泻痢频作，或溺自遗，虚淋寒疝，或侵溪谷而肢节痹痛[1]，或寒在下焦而水邪浮肿。总之，真阳不足者，必神疲气怯，或心跳不宁，或四肢不收，或眼见邪祟，或阳衰无子等证，俱速宜益火之源，以培右肾之元阳，而神气自强矣，此方主之。

大怀地八两　山药炒，四两　山茱萸微炒，三两　枸杞微炒，四两　鹿角胶炒珠，四两　菟丝子制，四两　杜仲姜汤炒，四两　当归三两，便溏勿用　肉桂二两，渐可加至四两　制附子自二两渐可加至五六两

上丸法如前，或如弹子大，每嚼服二三次，以滚白汤送下，其效尤速。

● 五福饮

凡五脏气血亏损者，此能兼治之，足称王道之最。

人参随宜[2]，心　熟地随宜，肾　当归二三钱，肝　白术炒一钱半，肺　甘草一钱，脾

水二钟，煎七分，食远温服。

陈修园曰：凡药之补气血者，非以药汁入腹即为人血，药气入腹即为人气也。不过视此经之空虚，引他经之气血注之耳。若依景岳五福饮之说，则不论何脏之血虚，归、地可以补之；不论何脏之气虚，参、术可以补之；不论诸药性用何如，甘草可以和之。又自注分五脏补之，试问五脏之气血从何处而来？渠反昧昧[3]。即果如其说，独不犯《内经》久而增气，气增而夭之戒乎[4]？景岳方诚庸陋之甚也！

---

〔1〕溪谷：指肢体肌肉之间相互接触的缝隙或凹陷部位，大的缝隙处称谷，小的凹陷处称溪。

〔2〕随宜：随意用适当的分量。

〔3〕渠反昧昧：渠，他。昧昧，昏暗。

〔4〕久而增气，气增而夭：见《素问·至真要大论》，曰："久而增气，物化之常也；气增而久，夭之由也。"意思是：五味对五脏各有其亲和性，如某味久服或偏嗜，就会引起某一脏气的偏胜，假使某一脏气由于五味偏嗜或久服而发生偏胜，导致五脏之间失去平衡，往往是产生疾病或早夭的根由。

● 七福饮

治气血俱虚而心脾为甚者。

即前方加枣仁二钱、远志三五分。

陈修园曰：论见五福饮。又加枣仁、远志名为七福饮。自注云：治气血俱虚而心脾为甚者。若依景岳之言，凡心脾之虚得此二味，无不可补，宜诸方皆可加入，何必于五福饮加二味，特立个方名乎？多事甚矣！

● 一阴煎

此治水亏火胜之剂，故曰一阴。凡肾水真阴虚损，而脉症多阳，虚火发热及阴虚动血等证；或疟疾伤寒，屡散之后，取汗既多，脉虚气弱，而烦渴不止，潮热不退者。此以汗多伤阴水亏而然也，皆宜用此加减主之。

生地二钱　熟地三五钱　芍药二钱　麦冬二钱　甘草一钱　牛膝一钱半　丹参二钱

水二钟，煎七分，食远温服。

陈修园曰：甘寒之法，原不可废，试问此方有何意义？凡一切市上摇铃辈、贩药辈，谁不能如此配合者？景岳竟以之立方垂训，又于方下自注许多证治，试问有一证入扣否？且饰以一、二、三、四、五名色，愈形其陋。

● 加减一阴煎

治证如前，而火之盛者，宜用此方。

生地　芍药　麦冬各二钱　熟地三五钱　炙甘草五七分　知母　地骨皮各一钱

水二钟，煎服。

陈修园曰：此方去熟地，尚不甚驳杂。

● 二阴煎

此治心经有热，水不制火之病，故曰二阴。凡惊狂失志、多言多笑，或疡疹烦热、失血等证，宜此主之。

生地二三钱　麦冬二三钱　甘草一钱　元参一钱半　黄连或一二钱　茯苓一钱半　木通一钱半

水二钟，加灯草二十根，或竹叶亦可，煎七分，食远服。

陈修园曰：心经有热，非此药钝滞所可疗。仲景泻心汤、防己地黄汤、风引汤俱有浴日补天之妙[1]。制此方者全未梦见。

● 三阴煎

此治肝脾虚损、精血不足及荣虚失血等病，故曰三阴。凡中风血不足养筋及疟疾汗出多、邪散而寒热犹不能止，是皆少阳、厥阴、阴虚少血之病。微有火者宜一阴煎，无火者宜此主之。

当归三钱　熟地三至五钱　甘草一钱　芍药二钱，酒炒　枣仁二钱　人参随宜
水煎温服。

陈修园曰：木为三数，三阴煎者，治木病也。然其自注治肝脾虚损三句，绝不联贯。又云治少阳、厥阴、阴虚少血之病，"阴虚少血"四字不通。谓此方能治少阳之病，试问方中何物是少阳之药？谓肝主血，入血分药俱能治肝，亦是模棱之术。《内经》云：伏其所主，先其所因[2]。或收或散，或逆或从，随所利而行之，调其中气使之和平。厥阴之治法，惟仲景得之。若以此方常服，则气火交郁，百病续生，看似和平，其实伪君子之害，更甚于真小人也。

---

〔1〕浴日补天：把太阳洗得洁净，把天补得完满。比喻有无比的威力。

〔2〕伏其所主，先其所因：见《素问·至真要大论》。意思是治病必须寻找和解决疾病的主要矛盾，而要达到这一目的，首先必须弄清病变的根本原因。

● 四阴煎

此保肺清金之剂，故曰四阴。治阴虚劳损、相火炽盛、津枯烦渴、咳嗽、吐血、多热等证。

生地二三钱　麦冬二钱　白芍药二钱　百合二钱　沙参二钱　茯苓一钱半　生甘草一钱

水二钟，煎七分，食远服。

陈修园曰：金畏火，人之所知也。而《内经》曰，肺恶寒。又云，形寒饮冷则伤肺。"保肺清金"四字，流俗之谈，今人奉为格言，为害非浅。而景岳于此方又注云，"相火炽盛，津枯烦渴"等句，亦是一偏之谈。火盛津枯者固有之，而不知津随气行，气之所到，津亦到焉。《金匮》治肺痿症以甘草干姜汤为首方。此旨非景岳所可蠡测〔1〕。兹方汇平纯微寒之品，咳嗽吐血之人百服百死。吾顾业此道者，历溯平日用此方之误〔2〕，发一点天良，而自加惩创焉。

● 五阴煎

凡真阴亏损、脾虚失血等证，或见溏泄未甚者，所重在脾，故曰五阴，忌润滑，宜此主之。

熟地五七钱或一两　山药炒，三钱　扁豆炒，二三钱　甘草一二钱，炙　茯苓一钱半　芍药炒黄，二钱　五味子二十粒　人参随宜用　白术炒，二钱

水二钟，加莲肉（去心）二十粒煎服。

陈修园曰：景岳自注方治数行，以"真"字换作"至"字，便有意义。凡经中"阴虚"二字，多指脾虚而言，以脾为阴中之至阴也，但补阴有理中汤，尽美尽善。景岳不知"阴阳"二字的解〔3〕，满腔俱是归、地补阴，参、

---

〔1〕蠡（lí 离）测：以瓢来测量海水。比喻识见短浅。
〔2〕历溯：追忆既往。
〔3〕的解：正确的解释。

术补阳之说，遂有此方之庸劣，又加以熟地一味，杂乱无章，以至患此者，百服百死。余为活人计，不得不大声疾呼也。

● 大营煎

治真阴精血亏损及妇人经迟血少、腰膝筋骨疼痛，或气血虚寒、心腹疼痛等证。

当归二三钱或五钱　熟地三五七钱　枸杞二钱　甘草一二钱　杜仲二钱　牛膝二钱半　肉桂一二钱

水二钟，煎七分，食远服。

陈修园曰：据云真阴精血亏损，必求太阴、阳明，以纳谷为宝[1]，生血化精，以复其真阴之不足。若徒用熟地、枸杞、当归、牛膝等，湿伤脾而滞妨胃，反竭其精血之源也。腰膝筋骨疼痛，非风即湿，术、附是其要药；心腹疼痛与此等方，亦更无涉，惟经迟血少者，颇为近道。

● 小营煎

治血少阴虚，此性味平和之方也。

当归二钱　熟地二三钱　芍药炒，二钱　山药炒，二钱　枸杞二钱　甘草一钱

水二钟，煎七分，食远服。

陈修园曰：血少阴虚，论是大营煎。此方自注云性味和平，究竟无一味是治病之品，学者最不可走此一路，养病以害人也。时医郑培齐专讲此法，名噪一时，夏月患霍乱吐泻，自用藿香正气散二服而毙。是以通套药误人而自误也。

● 补中益气煎

此补中益气汤之变方也。治劳倦伤阴，精不化气，或阴虚内泛，以致

---

［1］纳谷为宝：精生于谷，脾胃为后天之本。真阴精血亏损者，若能纳谷，提示脾胃功能正常，预后较好。

外感不解，寒热痎疟，阴虚便结不通等证。凡属阴虚不足，而虚邪外侵者，用此升散，无不神效乱道。

人参一至三钱　当归一二钱　山药酒炒，二三钱　熟地三五钱或一二两　陈皮一钱　甘草一钱　升麻三分，火浮于上者，去此不必用　柴胡一二钱，如无外邪者不用

水二钟，加生姜三五七片，煎八分，食远温服。

陈修园曰："劳倦伤阴，精不化气"八字不通。又云阴虚内乏，致外感不解，此药更不可沾唇。必从桂枝汤和阴阳而调营卫，又啜粥以助胃气之内乏，取水谷之津以为汗，则邪从汗解，而阴液不伤矣。又云寒热痎疟，便结不通等证，更非此方所可幸效，必用小柴胡汤方效。仲景云："上焦得通，津液得下，胃气因和，身濈然汗出而解。"圣法彰彰。景岳方平庸者居多，久服每因循而误事，此则杂乱无章，入咽之顷，其害立见。

● 举元煎

治气虚下陷，血崩血脱，亡阳垂危等证。有不利于归、地等剂，而但宜补气者以此主之。黄芪、升麻非补气之品，亡阳汗多者大忌之。

人参三五钱　黄芪三五钱　甘草一二钱　升麻五七分，炒　白术炒，一二钱

水二钟半，煎七八分，温服。

陈修园曰：此从补中益气汤减去数味即不成方义。

● 两仪膏

治精气大虚，诸药不应，或以克伐太过，耗损真阴。凡虚在阳分，而气不化精者，宜参术膏[1]。若虚在阴分，精不化气者，莫妙于此。其有未至大病，而素觉阴虚者，用以调元，尤称神妙。

人参半斤或四两　大熟地一斤

以河水熬膏，不拘时服。

---

[1] 参术膏：人参、白术各等分，用水煎膏（见《景岳全书·古方八阵》）。

陈修园曰：人参生于上党山谷[1]、辽东幽冀诸州，背阳向阴，其味甘中带苦，其质柔润多液，置于日中一晒，便变色而易蛀，其为阴药无疑，读《神农本草经》自知。景岳又倍用熟地合煮成膏，俱是纯阴之气，于阳脏之人及烦躁多热之病，便闭溺短易饥者，未始不宜之；若咳嗽、食少、便溏等症，当视之如砒。以两仪命名不确。

● 贞元饮

治气短似喘，呼吸促急，提不能升，咽不能降，气道噎塞，势剧垂危者。常人但知为气急，其病在上，而不知元海无根[2]，亏损肝肾，此子午不交气脱症也[3]。尤为妇人血海常亏者，最多此证，宜急用此饮以济之缓之，敢云神剂。凡诊此证，脉必微细无神；若微而兼紧，尤为可畏。倘庸众不知，妄云痰逆气滞，用牛黄、苏合及青、陈、枳壳破气等剂，则速其死矣。庸医用此方，方后必录此不通语，可笑！

熟地七八钱，甚者一二两　甘草一至三钱　当归二三钱

水二钟，煎八分，温服。

陈修园曰：此方治烦渴易饥，时或气急，不利于辛散燥热之剂。景岳取熟地、当归以济其枯，取甘草以缓其急，为轻症立法，偶或有效。若咳嗽挟寒水之气上逆，非小青龙佐以真武不可。若风火而激动水饮，非越婢加半夏汤不可。若支饮内痛，不得畏十枣汤之峻攻。若饮满气闭，不必虑葶苈大枣泻肺汤之苦寒。少阴之气上脱，必用通脉四逆汤加胆汁人尿以导之；太阴之气不输，必用理中汤倍加人参以助之。此皆急救法也。《金匮》云：气短有微饮，当从小便去之，肾气丸主之，苓桂术甘汤亦主之。此缓治法也。若用贞元饮，遏元阳助水邪，而又滞痰壅气，无不下咽立危者。特不解时医以此方日杀数人，而不知变计，吾知其良心丧尽矣！

---

〔1〕上党山谷：古地名。秦置上党郡，北周改置之路州。
〔2〕元海：元阴、元阳所汇聚处。前人认为元海位于丹田或关元，一般通指肾。
〔3〕子午不交：指阴阳不交或心肾不交。

● 当归地黄饮

治肾虚腰膝疼痛等证。

当归二三钱　熟地三五钱　山药一钱半　杜仲一钱半　牛膝一钱　山茱萸一钱　甘草八分

水二钟，煎八分，食远服。

陈修园曰：腰膝疼痛，因风寒湿三气者最多，服此方必剧，以助湿留邪也。至云起于肾虚，岂熟地、枸杞等药为肾虚必需之品乎？抑亦顾末忘本矣！

● 济川煎

凡病涉虚损，而大便闭结不通，则硝、黄攻击等剂必不可用。若势有不得不通者，宜此主之。此用通于补之剂也，最妙。

当归三五钱　牛膝三钱　肉苁蓉酒洗去盐，一二钱　泽泻一钱半　升麻五七分或一钱　枳壳一钱，虚甚者不必用

水一钟，煎七分，食前服。

陈修园曰：大便秘者，除脾约丸、三气汤外[1]，又有大热之备急丸，大寒之更衣丸，通津液之小柴胡汤，下实火之大柴胡汤等法，皆圣法也。而滋润之说，为庸医之逢迎富贵，掩覆空疏之诡术[2]，如此方是也。然视近今五仁丸，又差胜一格。

● 地黄醴

治男妇精血不足、营卫不充等患，宜制此常用之。

大熟地取味极甘者烘晒干，以去水气八两　沉香一钱，或白檀三分亦可　枸杞用极肥者，亦烘晒以去润气，四两

---

〔1〕三气汤：疑为三承气汤。考陈修园《医学从众录》"鹤膝风"条下也列有三气汤，云俱见《金匮》，而《金匮》未发现此方。

〔2〕掩覆空疏之诡术：借以掩盖自己不学无术的欺诈行为。

上约每药一斤，可用高烧酒十斤浸之。不必煮，但浸十日之外即可用矣。凡服此者，不得过饮，服完又加酒六七斤，再浸半月，仍可用。

陈修园曰：此服食方也，却亦妥当。

● 归肾丸

治肾水真阴不足、精衰血少、腰酸脚软、形容憔悴、遗泄阳衰等证。

熟地八两　山药四两　山茱萸肉四两　茯苓四两　归身三两　枸杞四两　杜仲四两，盐水炒　菟丝子制，四两

炼蜜，同熟地膏为丸，桐子大。每服百丸，饥时开水送下。

陈修园曰：以丸药为补养，非古法也，始于孙真人[1]，而后世因之。此方为通用之应酬方。亦不必议之。

● 赞化血余丹

此药大补气血，故能乌须发，壮形体，其于培元赞育之功，有不能尽述者。

血余八两　熟地八两，蒸，捣　枸杞　当归　鹿角胶炒珠　菟丝子制　杜仲盐水炒　巴戟肉酒浸，剥，炒干　小茴香略炒　白茯苓乳拌蒸熟　肉苁蓉酒洗去鳞甲　胡桃肉各四两　何首乌小黑豆汁拌蒸七次，如无黑豆或牛乳，人乳拌蒸俱妙，四两　人参随宜，如无亦可

上炼蜜丸，每食前用白沸汤送下二三钱。

陈修园曰：血余灰能利小便，如久患淋沥及溺血者最宜，久聋者亦宜之。此方颇有条理，但首乌宜去之。

● 养元粉

大能实脾养胃气。

糯米一斗，水浸一宿，沥干，慢火炒熟　山药炒　芡实炒　莲肉各二两　川椒

---

〔1〕孙真人：似指孙思邈。但以丸药为补养，并不始于孙真人，早在《素问·腹中论》中就有用四乌鲗骨一藘茹合雀卵为丸治血枯。

去目及闭口者,炒出汗[1],取细末二三钱

上为末,每日饥时以滚水一碗,入白糖三匙化开,入药末一二两调服之。或加四君子、山楂肉各一二两更妙。

陈修园曰:此方颇佳,但非治病药耳。

● 元武豆

丰腰子五十个　枸杞二斤　补骨脂一斤　大茴香六两　小茴香六两　肉苁蓉十二两,大便滑者去之　青盐八两,如无苁蓉,此宜十二两　大黑豆一斗,圆净者淘洗净

上用甜水二斗[2],以砂锅煮前药七味至半干,去渣入黑豆,匀火煮干为度。如有余汁俱宜拌渗于内,取出用新布摊凉晒干,磁瓶收贮,日服之,其效无穷。如无砂锅,铁锅亦可。若阳虚者,加制附子一两更妙。

陈修园曰:此豆常服益人,但功缓耳。

● 蟠桃果

治遗精虚弱,补脾滋肾最佳。

芡实一斤,炒　莲肉去心,一斤　胶枣肉一斤　熟地一斤　胡桃肉去皮,二斤

陈修园曰:此方去熟地则药纯功大。

● 王母桃

培补脾胃,功力最胜。

白术用冬术切片,味甘者佳,苦者勿用。以米泔浸一宿,切片炒　大怀熟地蒸,捣,上二味等分　何首乌人乳蒸　巴戟甘草汤浸,剥炒　枸杞子以上三味减半

---

[1]去目及闭口者,炒出汗:川椒性味辛温,能温中止痛燥湿;而椒目辛平,能利水。本方作用乃实脾养胃气,故去目。中医习惯认为川椒闭口者(即外壳无破裂)有毒,故须去闭口者。炒出汗,一作"炒出汁",意思是微炒去其水分。

[2]甜水:指清净的泉水。

上为末，炼蜜捣丸，龙眼大。每用三四丸，饥时嚼服，滚汤送下。

陈修园曰：方虽庸而却不杂。

● 休疟饮

此止疟最妙之剂也。若汗散既多，元气不复，或以衰老，或以弱质，而疟有不能止者，俱宜用此。化暴善后之第一要方也。其有他证，加减俱宜如法。

人参　白术炒　当归各三四两　何首乌制，五钱　甘草八分

水一钟半，煎七分，食远服。渣再煎。或用阴阳水各一钟，饭后食远再服一钟。

陈修园曰：久疟之治，以理中汤为第一善法。此方不寒不热，又重用首乌之涩，便不成方法。予每见服之减食，久服变成胀满之证。戒之！戒之！

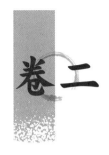

卷二

和 阵

● 金水六君煎

治肺肾虚寒，水泛为痰；或年迈阴虚，血气不足，外受风寒、咳嗽、呕恶、多痰、喘气等证神效。

当归二钱　熟地三五钱　陈皮一钱半　半夏一钱　茯苓二钱　甘草一钱

水二钟，生姜三五七片，煎七八分，食远服之。

陈修园曰：二陈汤为驱痰之通剂。盖以痰之本，水也，茯苓利水以治其本；痰之动，湿也，茯苓渗湿以制其动。方中只此一味为治痰正药，其余半夏降逆，陈皮顺气，甘草调中，皆取之以为茯苓之佐使耳。故仲景方，痰多者俱加茯苓，呕多者多加半夏，古圣不易之法也。景岳取熟地寒润，当归辛润，加此二味，自注为肺肾虚寒，水泛为痰之剂。不知肺寒非干姜、细辛、五味子合用不可，肾寒非干姜、附子重用不可。若用当归、熟地之寒湿，助其水饮，则阴霾四布，水势上凌，而气逆咳嗽之病日甚矣。燥湿二气，若冰炭之反。景岳以骑墙之见，杂凑成方，方下张大其说以欺人。庸医喜得骗人糊口之具，其如草菅人命何？

● 六安煎

治风寒咳嗽及非风初感、痰滞气逆等证。

陈皮二钱半　半夏一二钱　茯苓二钱　甘草一钱　杏仁二钱　白芥子五七分，

老年气弱不用

水一钟半，加生姜三五七片，煎七分，食远服。

陈修园曰：此方看似平稳，其实咳嗽气喘者服之，效者少，不效者多。且白芥子、杏仁性不驯良，多服每令人吐血，不如《伤寒论》《金匮》诸法之有利无弊也。

● 和胃二陈煎

治胃寒生痰，恶心呕吐，胸膈满闷，嗳气。

干姜炒，一二钱　砂仁四五分　陈皮　半夏　茯苓各一钱半　甘草炙，七分

水一钟半，煎七分，不拘时温服。

陈修园曰：方稳。

● 苓术二陈煎

治痰饮、水气停蓄心下，呕吐吞酸等证。

猪苓一钱半　白术一二钱　泽泻一钱半　陈皮一钱　半夏一二钱　茯苓一钱半　甘草八分　干姜炒黄，一二钱

水一钟半煎。

陈修园曰：方佳。

● 和胃饮

治寒湿伤脾，霍乱吐泻及痰饮水气，胃脘不清，呕恶、胀满、腹痛等证。

陈皮　厚朴各一钱半　干姜炮，一二钱　甘草一钱

水一钟半，煎七分，温服。

陈修园曰：自和胃二陈汤至此方俱佳。但干姜不宜炮，恐炮透则气焦味苦，转失其性；且恐减其雄烈辛味，不能变胃而受胃变也。

● 排气饮

治气逆食滞、胀痛等证。

陈皮一钱五分　木香七分或一钱　藿香一钱五分　香附二钱　枳壳一钱五分　泽泻二钱　乌药二钱　厚朴一钱

水一钟半，煎七分，热服。

陈修园曰：方中香药太多，未免耗气，而枳壳、乌药尤不驯良，不如七气汤之妙也。

● 大和中饮

治饮食留滞、积聚等证。

陈皮一二钱　枳实二钱　砂仁五分　山楂二钱　麦芽二钱　厚朴一钱半　泽泻一钱半

水一钟半，煎七分，食远温服。

陈修园曰：饮食停滞在膈者，宜瓜蒂吐之；在腹者，宜承气下之。若徒用此药消导，非古人之治法。唐、宋后以消导法取诸酿酒，鼻中自闻有酒味则效。然肠胃非酒坛，何以当此克破而无腐肠之患乎？不如《金匮》用承气汤之有利无弊也。

● 小和中饮

治胸膈胀闷，或妇人胎气滞满等证。

陈皮一钱五分　山楂二钱　茯苓一钱半　厚朴一钱半　甘草五分　扁豆炒，二钟

水一钟半，加姜三五片，煎服。

陈修园：胸膈胀闷多属浊气在上所致，仲景《伤寒》《金匮》诸方俱神。若此方之庸，不过冀其幸效而已。至妇人胎气滞满，方中山楂更不合宜。

● 大分清饮

方在寒阵五。

● 小分清饮

治小水不利、湿滞肿胀，不能受补等证，此方主之。

茯苓二三钱　泽泻二三钱　薏仁二钱　猪苓二三钱　枳壳一钱　厚朴一钱

水一钟半，煎七分，食前服。

陈修园曰：小水不利，皆由三焦失其决渎之职，以致膀胱之气不化，自有治本清源之道。大分清、小分清二饮之浅陋，不足以治重症也。

● 解肝煎

治暴怒伤肝，气逆胀满、阴滞等证。如兼肝火者，宜用化肝煎。

陈皮　半夏　厚朴　茯苓各一钱半　苏叶　芍药各一钱　砂仁七分

水一钟半，加生姜三五片，煎服。

陈修园曰：此方从七气汤套来，加陈皮、芍药、砂仁三味，便成蛇足。且七气汤仿于《金匮》之半夏厚朴汤。原方以生姜为君，茯苓为臣，紫苏、厚朴、半夏为佐使。后人套其方为七气汤已陋，景岳又套其方而混加之，陋而又陋矣。

● 二术煎

治肝强脾弱，气泄、湿泄等证。

白术炒，二三钱　苍术米泔浸炒，三钱　芍药炒黄，二钱　陈皮炒，一钱五分　甘草一钱，炙　茯苓二钱　厚朴姜汤炒，一钱　木香六七分　干姜炒黄，二钱　泽泻炒，一钱半

水一钟半，煎七分，食远服。

陈修园曰：此方芍药二钱宜换防风一钱半则纯。

● 廓清饮

治三焦壅滞，胸膈胀满、气道不清、小水不利、年力未衰通身肿胀或

肚腹单胀、气实非水等证。

枳壳二钱　厚朴一钱半　大腹皮一二钱　白芥子五七分或一二钱　莱菔子生捣，一钱，如中不甚胀能食者，不必用此　泽泻二三钱　陈皮一钱

水一钟半，煎七分，食远温服。

陈修园曰：实症可以暂服此方，未效即宜舍去，以此方皆逐末而忘本也。

● 扫虫煎

治诸虫上攻，胸腹作痛。

青皮一钱　小茴香炒，一钱　槟榔　乌药各一钱半　细榧肉三钱，敲碎　吴茱萸一钱　乌梅二个　甘草八分　朱砂　雄黄各五分，俱为极细末

上将前八味用水一钟半，煎八分去渣，随入后二味，再煎三四沸搅匀，徐徐服之。

陈修园曰：轻症可偶用，若重症必须乌梅丸。

● 十香丸

治气滞、寒滞诸痛。

木香　沉香　泽泻　乌药　陈皮　丁香　小茴香　香附酒炒　荔核煨焦，等分　皂角微火烧烟尽

上为末，酒糊丸弹子大者，磨化服丸桐子大，汤下亦可。

陈修园曰：此丸颇纯。

● 芍药枳术丸

治食积痞满及小儿腹大胀满，时常疼痛，脾胃不和等证。

白术三两，面炒　赤芍药二两，酒炒　枳实一两，面炒　陈皮一两

用荷叶汤煮黄，老米粥为丸桐子大，米饮或滚白汤送下百余丸。

陈修园曰：《金匮》枳术汤，洁古变汤为丸[1]，已非古法；景岳加陈皮则行气之药太过，又加芍药之苦泄，大为离经叛道矣。

● 苍术丸

治寒湿在脾，泄泻久不能愈者。

云茯苓四两　白芍药炒黄，四两　甘草一两　川椒去闭口者，炒出汗　小茴香炒，各一两　厚朴三两，姜汁炒　真茅山苍术八两，米泔浸一宿，切、炒。如无，即以好白术代之　破故纸酒浸二日，晒干炒香，四两

上为末，糯米糊为丸，桐子大，每食远清汤送下八十丸。

陈修园曰：下利者减芍药、大黄，仲景圣法也。兹方芍药用四两之多，可知景岳之不学古也。宜姜枣汤泛丸，若糯米则大坚不化。

● 贝母丸

消痰热，润肺止咳，或肺痈、肺痿，乃治标之妙剂。

贝母一两为末，用沙糖或蜜丸，龙眼大，或噙化，或嚼服之。

陈修园曰：《神农本草经》云，贝母气味辛平无毒，主伤寒烦热、淋沥、邪气、疝瘕、喉痹、乳痈、金疮、风痉。原文止此二十七字，此方有一症合经者否？然倡斯法者，由来有渐，不自景岳始也。

● 括痰丸

治一切停痰积饮，吞酸呕酸、胸胀闷、疼痛等证。

半夏制，二两　白芥子二两　干姜炒黄，一两　猪苓一两　甘草五钱　陈皮四两，切碎，用盐二钱入水中，拌浸一宿，晒干

上为末，汤浸蒸饼为丸，绿豆大，每服一钱许，滚白汤送下。

陈修园曰：方中白芥子，用之失法，余亦平平。

---

[1]洁古：即张洁古，名元素，著有《珍珠囊》《医学启源》等书。

● 神香散

治胸胁胃脘逆气难解，疼痛，呕哕，胀满，痰饮膈噎，诸药不效者，惟此最妙。

丁香　白豆蔻砂仁亦可

上二味，等分为末，清汤调下五七分，甚者一钱，日数服不拘。

陈修园曰：此方可以暂服，若服至数日外，必增燥渴之症。

攻 阵

● 吐法

此方可代瓜蒂、三圣散之属。凡邪实上焦，或痰或食，气逆不通等证，皆可以此吐之。

用萝卜子捣碎，以温汤和搅，取淡汤徐徐饮之，少顷即当吐出，即有吐不尽亦必从下行矣。

陈修园曰：吐法必遵仲景瓜蒂、栀豉诸方。此法为小家伎俩，不能治大病也。

● 赤金豆 亦名八仙丹

治诸积不行。凡血凝、气滞、疼痛、肿胀、虫积、结聚、癥坚，宜此主之。此丸去病捷速，较之硝、黄、棱、莪之类，过伤脏气者，大为胜之。

巴霜去皮膜，略去油，一钱半　生附子切，略炒燥，二钱　皂角炒微黑，二钱　轻粉一钱　丁香　木香　天竺黄各三钱　朱砂三钱为衣

上为末，醋浸蒸饼为丸，莱菔子大，朱砂为衣。欲渐去者[1]，每服五七丸；欲骤行者[2]，每服一二十丸。用滚汤或煎药，或姜、醋、茶、蜜、茴香、使君子煎汤为引送下。若利多不止，可饮冷水一二口即止。盖此药得热则行，得冷则止也。

陈修园曰：仲景承气法、抵当法、大小陷胸法、十枣法、葶苈法、白散方及《金匮》三物、五物、七物法，攻邪之中，大寓养正之道。若赤金豆、太平丸、敦阜丸、腊虫丸、百顺丸并吐法，只知攻邪，不顾正气。下咽之后，恐邪气与元气俱尽而死。慎之！慎之！

---

〔1〕欲渐去者：意即缓泻。

〔2〕欲骤行者：意即急攻、峻泻。

● 太平丸

治胸腹疼痛胀满及食积、血积、气疝、血疝、邪实秘滞、痛剧等证。

陈皮　厚朴　木香　乌药　白芥子　草豆蔻　三棱　蓬术煨　干姜　牙皂炒断烟　泽泻

以上十一味，俱为细末。巴豆用滚汤泡，去皮心膜，称足一钱，用水一碗，微火煮至半碗，将巴豆捞起，用乳钵研极细。仍将前汤搀入研匀，然后量药多寡，入蒸饼浸烂，捣丸。前药如绿豆大，每用三分或五分，甚者一钱。

● 敦阜丸

治坚顽食积停滞肠胃，痛剧不行等证。

木香　山楂　麦芽　皂角　丁香　乌药　青皮　陈皮　泽泻各五钱　巴霜一钱

上为末，用生蒜头一两（研烂），加热水取汁，浸蒸饼捣丸，绿豆大。每服二三十丸，随便用汤引送下，如未愈，徐徐渐加用之。

● 猎虫丸

治诸虫积胀满、黄瘦等证。

芜荑　雷丸　桃仁　干漆炒烟尽　雄黄　锡灰　皂角烧灰尽　槟榔　使君子各等分　轻粉减半　细榧肉加倍

汤浸蒸饼为丸，绿豆大。每服五七分，滚白汤下，陆续服。

● 百顺丸

治一切阳邪积滞，凡气积、血积、虫积、食积、伤寒实热秘结等证。但各为汤引，随宜送下，无往不利。

川大黄锦纹者，一斤　牙皂角炒微黄，一两六钱

上为末，用汤浸蒸饼捣丸，绿豆大。每用五分或一钱，或二三钱，酌宜用引送下，或蜜为丸亦可。

散　阵

● 一柴胡饮

一为水数，从寒散也[1]。

柴胡二三钱　黄芩一钱半　芍药二钱　生地一钱半　陈皮一钱半　甘草八分

水一钟半，煎七八分，温服。

● 二柴胡饮

二为火数，从温散也[2]。

柴胡二三钱　陈皮一钱半　半夏二钱　细辛一二钱　厚朴一钱半

水一钟半，煎七分，温服。

● 三柴胡饮

三为木数，从肝经血分也[3]。

柴胡二三钱　芍药一钱半　甘草一钱　陈皮一钱　生姜三五片　当归一钱，溏泄者易以熟地

水一钟半，煎七分，温服。

---

〔1〕一为水数，从寒散也：《河图》以一、二、三、四、五分别代表水、火、木、金、土之数。五行生成数据《河图》所示（参《辞源》"河图"条）：天一生水，地六成之；地二生火，天七成之；天三生木，地八成之；地四生金，天九成之；天五生土，地十成之。因"一"代表水，所以说"一为水数"。水性寒凉。从寒散也，指用寒凉药，如一柴胡饮中的芩、芍、生地。

〔2〕二为火数，从温散也：《河图》以"二"代表火，故曰"二为火数"。火性温热。从温散也，指用温热药，如二柴胡饮中的细辛、半夏、厚朴。

〔3〕三为木数，从肝经血分也：《河图》以"三"代表木，故曰"三为木数"。木在脏为肝。肝藏血，主疏泄。从肝经血分，指治疗要疏肝养血。

● 四柴胡饮

四为金数，从气分也[1]。

柴胡二三钱　甘草一钱　生姜三五七片　当归二三钱，泻者少用　人参二三钱或六七钱酌而用之

水二钟，煎七八分，温服。

● 五柴胡饮

五为土数，从脾胃也[2]。

柴胡一二三钱　当归二三钱　熟地三五七钱　白术二三钱　芍药一钱半，炒用　甘草一钱　陈皮酌用或不必用

水一钟半，煎七八分，食远温服。

● 正柴胡饮

凡外感风寒，发热恶寒，头疼身痛，痎疟初起等证[3]；凡气血和平，宜平散者[4]。以此主之。

柴胡二三钱　防风一钱　陈皮一钱半　芍药二钱　甘草一钱　生姜三五片

水一钟，煎七八分，热服。

陈修园曰：《神农本草经》云，柴胡气味苦平，无毒，主心腹肠胃中结气，饮食积聚，寒热邪气，推陈致新，久服轻身明目，益精。原文共三十六字，无一字言及发汗。故少阳症有汗、吐、下三禁，首禁发汗。仲景小柴胡汤用八两之多，其不发汗可知，并可以悟其性之益人，多服无伤，功力颇缓，重

---

[1] 四为金数，从气分也：《河图》以"四"代表金，故曰"四为金数"。金在脏为肺。肺主气，故从气分而治。

[2] 五为土数，从脾胃也：《河图》以"五"代表土，故曰"五为土数"。土在脏腑为脾胃，故从脾胃而治。

[3] 痎（jiē 阶）疟：古病名，疟病的通称。

[4] 平散：指用平性而又能起疏风散寒的方药。

用始效也。景岳未读《本草经》，误认柴胡为散药，故以柴胡为主，合生地、黄芩、白芍等，名一柴胡饮为寒散；合细辛、生姜、厚朴等，名二柴胡饮为温散；合芍药、当归、陈皮、生姜等，名三柴胡饮从血分而散；合人参、生姜、当归等，名四柴胡饮从气分而散；合白术、陈皮、白芍、当归、熟地等，名五柴胡饮从脾胃而散；合防风、陈皮、白芍、甘草、生姜等，名正柴胡饮从平散。无知妄作，莫此为甚！今之医辈喜其简便易从，邪说横行，反令仲景发汗诸神法无一人谈及。凡伤寒病，一年中因此方枉死几千万人，诚可痛恨！

● 麻桂饮

治伤寒瘟疫[1]，阴暑疟疾，凡阴寒气胜，而邪有不能散者，非此不可。无论诸经、四季，凡有是证，即宜是药，勿谓。夏月不可用也。不必厚盖，但取津津微汗，透彻为度。此实麻黄、桂枝二汤之变方，而其神效则大有超出二方者，不可不为细察，致疑大言欺人也。

官桂一二钱　当归三四钱　甘草一钱　陈皮随宜用或不用亦可　麻黄二三钱

水一钟半，加生姜五七片或十片，煎八分，去浮沫，不拘时服。

陈修园曰：仲景桂枝汤是补正之剂，啜粥取微似汗，兼能散邪；麻黄汤是散邪之剂，方中不杂姜、枣，不啜粥，令麻黄直达于表，不逗留于中，亦隐寓补正之法，二方之神妙，不可方物[2]。景岳掠是方，而妄用当归之动荣，陈皮之耗气，服之害人非浅。且云：阴气不足者加熟地，三阳并病者加柴胡，任意乱道，以人命为戏，景岳诚仲景之罪人也。

● 大温中饮

凡患阳虚伤寒及一切四时劳倦、寒疫阴暑之气，身虽炽热，时犹畏寒，即在夏月亦欲衣被覆盖，或喜热汤，或兼呕恶泄泻，但六脉无力，肩背怯寒，邪气不能外达等证。此元阳大虚、正不胜邪之候。若非峻补托散，则寒邪日深，

---

〔1〕伤寒瘟疫：指瘟疫初起具有类似伤寒表证的证候。（参《景岳全书·瘟疫》）

〔2〕不可方物：本义不可识别。这里引申为不可思议，难以言喻。

必致不救，温中自可散寒，即此方也。服后畏寒悉除，觉有燥热，乃回阳作汗佳兆，不可疑之畏之。

熟地三五七钱　冬白术三五钱　当归三五钱，如泄泻者不宜用，或以山药代之　人参二三钱，甚者一二两，或不用亦可　甘草一钱　柴胡二三四钱　麻黄一二三钱　肉桂一二钱　干姜炒熟，一二钱，或用煨生姜三五七片亦可

水二钟，煎七分，去浮沫，温服或略盖取微汗。

陈修园曰：仲景一百一十三方，只炙甘草汤用地黄，以心下悸、脉结代，为病后津液不足用之，若初病邪盛则不用也。用人参有数方，皆汗、吐、下后取其救液，或温药中加此甘寒之品，以剂和平，若初病邪盛亦不用也。即太阳篇中新加汤有用人参法，特提出"沉迟"二字，以辨身痛，不是余邪，乃荣血凝滞作痛，故以人参借姜、桂之力，增芍药领入荣分以通之，所谓通则不痛是也。且又别其名曰"新加"，言前此邪盛不可用，今因邪退而新加之也。病不由于水湿及太阴者，不用白术；病不关太阴吐利、少阴厥者，不用干姜；病不关于厥阴者，不用当归；病不涉于阳明中风及太阳转少阳者，不用柴胡；病非太阳实邪无汗者，不用麻黄。圣法严密[1]，逾之多坏[2]。景岳未读仲景书，混以归、地补血，参、术补气，甘草和中为内托法；混以麻黄大发汗，柴胡轻发汗，姜、桂温经发汗为外攻法。竟以想当然之说，饰出阳根于阴，汗化于液，云腾致雨等语，大言欺人，以乱圣法，景岳真医中之利口也[3]。

● 柴陈煎

治伤风兼寒，咳嗽发热，痞满多痰等证。
柴胡二三钱　陈皮一钱半　半夏二钱　茯苓二钱　甘草一钱　生姜三五七片
水一钟半，煎七分，食远温服。

---

〔1〕圣法：圣贤立的法则。这是陈修园对仲景的推崇语。
〔2〕逾之多坏：违背它（圣法）就会遭到失败。逾，逾越，违反。
〔3〕利口：口舌流利，能言善辩的意思。

陈修园曰：二陈汤加柴胡，时疟初起者可用，余不可轻试。

● 柴苓煎

治伤寒表邪未解，外内俱热，泻痢烦渴，喜冷气壮，脉滑数者，宜此主之；及疟痢并行，内热失血，兼表邪发黄等证。

柴胡二三钱　黄芩　栀子　泽泻　木通　枳壳各一钱半

水二钟，煎八分，温服。

陈修园曰：仲景云，凡用栀子汤，病人旧微溏者，不可与服之。此圣法也。景岳未读仲景书，故制此方以治疟痢并行，吾知受其害者多矣。

● 柴苓饮

治风湿发黄，发热身痛，脉紧，表里俱病，小水不利，中寒泄泻等证。

柴胡　猪苓　茯苓　泽泻各二钱　白术二三钱　肉桂一二三钱

水一钟半，煎服。

陈修园曰：仲景五苓散为内烦外热病，行水中寓小汗之法。方中桂枝色赤入丙，四苓色白归辛，丙辛合为水运，用之为散，服后多服暖水，使水精四布，上滋心肺，外达皮毛，溱溱汗出，表里之烦热两除矣。景岳变散为饮已失方义，又君以柴胡，俾诸药互相窒碍，误人滋甚。余二十岁时，诊新美境郑孝锦症，用五苓散二钱，饮热水出汗即烦退呕止。下午老医郑某至，谓单行水道不可遽用此方。余年轻不敢与争，心甚疑之，遂辞去。后二日，寒热如疟，改用玉女煎一服而亡。附此以为用此方之戒。现今郑某次子仍守家传而不知返，惜余未能一遇其人而正告之。

● 柴胡白虎煎

治阳明温热，表邪不解等证。

柴胡二钱　石膏三钱　黄芩二钱　麦冬二钱　细甘草七分

水一钟半，加竹叶二十片，煎服。

陈修园曰：仲景白虎汤、竹叶石膏汤俱加粳米，以逗留石药于胃中，神妙极矣。景岳竟去粳米，反加黄芩之苦，大失方义，更加柴胡谬甚！

● 归葛饮

治阳明温暑时证[1]，大渴，津液枯涸[2]，阴虚不能作汗等证。

当归三五钱　葛根二三钱

水二钟，煎一钟，以冷水浸凉，徐徐服之，得汗即解。

● 柴葛煎

方在因阵十八。治瘟毒表里俱热[3]。

陈修园曰：景岳归葛饮、柴胡煎之误，皆缘未读《本草经》，为李东垣、李时珍诸说所惑故也。

● 秘传走马通圣散

治伤寒阴邪初感等证。

麻黄　甘草各一两　雄黄二钱

上为细末，每服一钱，热酒下，即汗。

● 秘传白犀丹

发散外感、瘟疫、痈毒等证。

白犀[4]　麻黄去节　山茨菇　元明粉　真血竭　甘草各一两　雄黄八分

上为末，用老姜汁拌，丸如枣核大；外以红枣去核，将药填入枣内，

---

〔1〕时证：指具有季节性和流行性的疾病。
〔2〕枯涸：水分耗尽，津液干涸。
〔3〕瘟毒：指感受温热时毒而发生的急性传染病。
〔4〕白犀：《景岳全书·新方八阵》原作"白犀角"。

用薄纸裹十五层，入砂锅内炒，令烟尽为度，取出去枣肉。每服一钱，入冰片一分，麝香半分，研极细末，磁罐收贮。用时以角簪蘸麻油粘药点眼大角[1]。轻者只点眼角，重者仍用些须吹鼻，男先左，女先右，吹、点皆同。如病甚者先吹鼻后点眼，点后蹺脚坐起，用被齐项暖盖，半炷香时自当汗出邪解；如汗不得出，或汗不下达至腰者，不治。又一制法，将前药用姜汁拌作二丸，以乌金纸两层包定[2]；外捣红枣肉如泥包药外，约半指厚，晒干。入砂锅内，再复以砂盆，用盐泥固缝，但留一小孔以候烟色[3]。乃上下加炭，先文后武，待五色烟尽，取出，去枣肉。每煅过药一钱，只加冰片二分，不用麝香。

陈修园曰：景岳秘传走马通圣散、白犀丹，用药颇奇，恐过峻而不轻试。

● 柴归饮

治荣虚不能作汗及真阴不足，外感寒邪难解者，此神方也。

当归一两　柴胡五钱　甘草八分

水一钟半，煎七分，温服。

陈修园曰：景岳治真阴不足，外感寒邪难解等语，惑人滋甚。惟温疟寒热洗洗在皮肤中者[4]，甚效甚神。又云大便溏者以白术代当归，妄甚！读《神农本草经》者，自知予言不谬。

---

〔1〕角簪：古时妇女插在头发上的一种细小杵状首饰，用牛角制成。　眼大角：即目内眦（靠近鼻部的眼角）。

〔2〕乌金纸：古时一种工业用纸。以铜为主，加 1%~10% 的金熔化涂于纸上，色黑而有光泽，用以包裹药品，可隔湿气。

〔3〕候：观察。

〔4〕洗洗：义通"洒洒"，寒栗怕风的样子。

寒　阵

● 保阴煎

治男妇带浊[1]，遗淋色赤带血[2]，脉滑多热，便血不止，及血崩、血淋，或经期太早，凡一切阴虚内热动血等证。

生地　熟地　芍药各二钱　山药　川续断　黄芩　黄柏各一钱半　生甘草一钱

水二钟，煎七分，食远温服。

陈修园曰：阴者，中之守也。圣经中言阴虚[3]，多指太阴而言。景岳不知此旨，以熟地、山药、当归等为益阴、理阴、固阴，生地、芍药、麦冬等为保阴、化阴、滋阴、约阴，授庸医以杀人之刃而不见血，诚可痛恨！试以此方之药品与所列之治法，证之经者，字字支离[4]，不独虚寒人服之立毙，即阳脏多火之人，亦非此方可以幸效，盖以配合之失法也。

● 加减一阴煎

方见补阵丸，治水亏火胜之甚者。

● 抽薪饮

治诸火炽盛而不宜补者。

黄芩　石斛　木通　栀子炒　黄柏各二钱　枳壳一钱半　泽泻一钱半　甘草三分

---

〔1〕带浊：白带、白浊。

〔2〕遗淋：遗精、淋证。

〔3〕圣经：古人对某些经典著作的敬称。这里指《内经》《伤寒论》。

〔4〕支离：分散，合不起来。

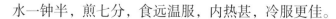

水一钟半，煎七分，食远温服，内热甚，冷服更佳。

陈修园曰：抽薪者，取金下抽薪，从下泄之也。承气汤泄之于后[1]，猪苓汤、茵陈蒿汤泄之于前[2]，何其神妙！此方汇集微苦微利之药，绝无把握，胆不足，由于识不到也。诸火炽盛，此方全不足恃。

● 徙薪饮

治三焦气火，一切内热，渐觉而未甚者，先宜清以此剂；其甚者，宜抽薪饮。

陈皮八分　黄芩二钱　麦冬　芍药　黄柏　茯苓　牡丹皮各一钱半

水一钟半，煎七分，食远温服。

陈修园曰：徙者取转移之义也。仲景云服小柴已渴者，属阳明也，以法治之。盖以相火寄甲乙之间，肝胆为发温之源；肠胃如市，阳明为成温之薮。小柴胡汤、白虎加人参汤，何其神妙！此用陈皮、牡丹之香以动气，又用芩、柏、芍药之苦以守之，此方名徙薪之字义不合，且药品亦杂，杂则不效。

● 大分清饮

治积热闭结，小水不利，或腰腹下部极痛，或湿热下利，黄疸溺血，邪热蓄血，腹痛淋闭等证。

茯苓　泽泻　木通各三钱　猪苓　栀子或倍　枳壳　车前子各二钱

水一钟半，煎八分，食远温服。

陈修园曰：清浊之所以分者，借三焦之气化也。此方不知于三焦中，责其决渎之失职，徒汇利水之品成何方义？安能取效！

● 清流饮

治阴虚挟热泻痢，或发热喜冷，或下纯红鲜血，或小水痛赤等证。

---

〔1〕泄之于后：指泻下法。
〔2〕泄之于前：指利小便法。

生地　赤芍　茯苓　泽泻各二钱　当归一二钱　甘草一钱　黄芩　黄连各钱半　枳壳一钱

水一钟半，煎服。

陈修园曰：热痢、血痢及小水痛赤，制方平庸，病浅者可取效。其自注治法以"阴虚"二字冠首，则不通之至。试问"阴虚"二字指脾虚而言乎？指血虚而言乎？岂方中生地、白芍为阴虚通共之妙药乎？景岳之模糊在此，学景岳者之误人亦在此。

● 化阴煎

治水亏阴涸，阳火有余，小便癃闭淋浊等证。

生地　熟地　牛膝　猪苓　泽泻　生黄柏　生知母各二钱　绿豆二钱　龙胆草一钱半　车前子一钱

水二钟，加食盐少许，用文武火煎八分，食前远服。

陈修园曰：此方之庞杂乱道，读《内经》及《本草经》者自知，置之勿论。

● 茵陈饮

治挟热泄泻、热痢，口渴喜冷、小水不利，黄疸湿热闭涩等证。

茵陈　焦栀子　泽泻　青皮各三钱　甘草一钱　甘菊花二钱

用水三四钟，煎二钟，不时陆续饮之，治热泻一服可愈。

陈修园曰：此方颇见平顺，但栀子炒焦失法，下利者宜易黄连，黄芩亦可。

● 清膈饮

治痰因火动，气壅喘满，内热烦渴等证。

陈皮一钱半　贝母二三钱，微敲破　胆星二三钱　海石二钱　白芥子五七分木通二钱

水一钟半，煎七分，温服。

陈修园曰：方中白芥子不合法，宜入鲜竹叶二三十片。

● 化肝煎

治怒气伤肝，因而气逆动火，致为烦热、胁痛胀满、动血等证。

青皮　陈皮各二钱　芍药二钱　丹皮　栀子炒　泽泻各一钱半。如血见下部者，以甘草代之　土贝母二三钱

水一钟半，煎七八分，食远温服。

陈修园曰：庸。

● 安胃饮

治胃火上冲，呃逆不止。

陈皮　山楂　麦芽　木通　泽泻　黄芩　石斛等分

水一钟半，煎七分，食远服。

陈修园曰：方中去黄芩，加鲜竹茹二三钱，生姜为佐，便是良方。

● 玉女煎

治水亏火盛，六脉浮、洪、滑、大，少阴不足，阳明有余，烦热干渴，头痛牙疼，失血等证如神；若大便溏泄者，乃非所宜。

生石膏三五钱　熟地三五钱或一两　麦冬二两　知母　牛膝各一钱半

水一钟半，煎七分，温服或冷服。

陈修园曰：仲景用石膏清中，有白虎、竹叶二汤；用石膏祛邪，有大青龙、越婢二汤；用石膏出入加减，有小青龙、木防己二汤。俱极神妙。景岳竟与熟地、牛膝同用，圣法荡然[1]；且命名曰玉女煎，自夸中露出不祥之兆。闽南风俗人死，戚友具奠烛者，俱书于烛上曰金童去引，玉女来迎[2]。余

---

〔1〕圣法荡然：意即仲景所定的治疗法则，被弄得无影无踪。荡，消灭。

〔2〕金童去引，玉女来迎：人死后灵魂升天，由金童引路，玉女迎接。这是旧社会迷信者一种空虚的精神寄托。

目击服此煎者，无一不应此兆也^{〔1〕}，戒之！戒之！

● 大清饮

治胃火烦热、发斑、呕吐等证。可与白虎汤出入酌用。

知母　石斛　木通各一钱半　石膏生用，五七钱

水一钟半，煎七分，温服或冷服。

陈修园曰：白虎汤用粳米、甘草，欲缓石膏、知母沉降之性，留连于中而不遽下，则入胃之后徐徐令其输脾归肺，水精四布，而大烦大渴除矣。景岳去粳米、甘草，加石斛之淡、木通之渗，反以速石膏、知母之下行，正与仲景法相反。故曰：不读仲景书，开口便错。

● 绿豆饮

凡热毒、劳热诸火，热极不能退者，用此最妙。

用绿豆不拘多寡，宽汤煮糜烂，入盐少许，或蜜亦可。待冰冷，或厚或稀或汤，任意饮食之，日或三四次不拘。此物性非苦寒，不伤脾气，且善于解毒除烦，退热止泻，大利小水，乃浅易中之最佳最捷者也。若火盛口甘，不宜厚味，但略煮半熟清汤冷饮之，尤善除烦清火。

陈修园曰：此退热之笼统剂，惟热疟大忌之。

● 玉泉散

亦名六一甘露散。治阳明内热烦渴、头痛、二便闭结、瘟疫斑黄及热痰喘嗽等证。

石膏六两，生用　粉甘草二两

---

〔1〕无一不应此兆也：指病人服用玉女煎无一不导致死亡。玉女煎有滋阴养胃、清火的作用，后人实践证明本方对阴虚胃热有一定疗效。陈修园对景岳的过火抨击，正表明其学术上的偏见。

上为末，每服一二三钱，新汲水或热汤[1]，或人参汤调下。

陈修园曰：此方从《赤水玄珠》套出[2]。

● 雪梨浆

解烦热，退阴火，此生津止渴之妙剂也。

用清香甘美大梨削去皮，别用大碗盛清冷甘泉，将梨薄切浸于水中少顷，水必甘美，但频饮其水，勿食渣，退阴火极速也。

陈修园曰：大便溏者禁用。

● 滋阴八味丸

治阴虚火盛，下焦湿热等证。

山药四两　丹皮三两　白茯苓三两　山茱萸肉四两　泽泻三两　黄柏盐水炒，三两　熟地八两，蒸，捣　知母盐水炒，三两

上加炼蜜丸桐子大，或空心，或午前用滚汤或盐淡汤送下百丸。

陈修园曰：方佳，而以"滋阴"二字命名不切。

● 约阴丸

治妇人血海有热，经脉先期或过多者，或兼肾火而带浊不止，及男妇大肠血热便红等证。

当归　白术炒　芍药酒炒　生地　茯苓　地榆　黄芩　白石脂醋煅、淬　北五味　丹参　川续断各等分

上为末，炼蜜丸服。

陈修园曰：方板实不能以治大病。"约阴"二字不妥。

---

[1] 新汲水：新汲的井水。
[2]《赤水玄珠》：医书名。明代孙一奎著。

● 服蛮煎

此方性味极轻极清,善入心、肝二脏,行滞气,开郁结,通神明,养正除邪,大有奇妙。

生地　麦冬　芍药　石菖蒲　石斛　川丹皮极香者　茯神各二钱　陈皮一钱　木通　知母各一钱半

水一钟半,煎七分,食远服。

陈修园曰: 杂乱无章,恐反激病气,扰动心主。《经》云主不明则十二官危,余目击服此方后,神昏不语者甚多,戒之! 戒之!

● 约营煎

治血热便血,无论脾胃、大肠、小肠、膀胱等证,皆宜用此。

生地　芍药　甘草　续断　地榆　黄芩　槐花　荆芥穗炒黑　乌梅二个

水一钟半,煎七分,食前服。

陈修园曰: 此市上摇铃之伎俩〔1〕,景岳集之以名方,何大言不惭乃尔!

----

〔1〕市上摇铃之伎俩: 走江湖摇铃医的把戏。摇铃,指摇铃串门的民间医生。伎俩,不正当的手段。

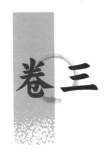

卷三

热　阵

● 四味回阳饮

治元阳虚脱，危在顷刻者。

人参一二两　制川附子二三钱　炙甘草一二钱　干姜二三钱，炮

水二钟，武火煎七分。温服，徐徐饮之。

陈修园：仲景一百一十三方，用人参只有一十八方，皆因汗、吐、下之后亡其津液，取其甘寒以救阴；惟吴茱萸汤、理中汤、附子汤，三方刚燥之中，借其养阴以配阳。盖人参非补阳药也，读《神农本草经》者，自知景岳学浅心粗，惑于李时珍能回阳气于无何有之乡之说[1]，遂视为神丹，每于救危之法必用之。以致新定回阳二饮，用至一二两之多，误人无算。昔人云：不读人间非圣书。余自三十岁后，所存杂书俱付之一火，今方自信其颇纯也。景岳四味回阳饮即仲景四逆加人参汤，特别附子只用二三钱，干姜炮透，人参用一二两，则荒唐甚矣。且四逆汤以生附配干姜，取其开辟群阴，迎阳归舍[2]，交接十二经，为斩旗夺关之良将[3]；而以甘草为主者，从容

〔1〕回阳气于无何有之乡：语出《本草纲目》卷十二。意指挽回阳气于濒危之际。阳气原为"元气"。无何有之乡，最早见于《庄子》，意为虚无渺茫的地方，这里引申为人死后灵魂去的所在。

〔2〕开辟群阴，迎阳归舍：扫除了所有阴邪，迎接阳气返回原位。

〔3〕斩旗夺关之良将：这里借喻能独当一面，起着挽危为安作用的方药。

筹画所以尽其将将之能[1]，此峻剂中之缓剂也。若倍加干姜则为通脉四逆汤，以此时生气已离，亡在顷刻；若以柔缓之甘草为君，岂能疾呼散阳而使返耶？故倍用干姜而仍不减甘草者，恐散涣之余，不能当干姜之猛，还藉甘草以收全功也。二方俱不加人参者，虑阴柔之品反减姜附之力，而论中有四逆加人参汤者，以其利止亡血加之也。茯苓四逆汤亦少佐以人参者，以其烦躁在汗下之后也。景岳不明此理，妄立四味回阳饮以误人。余亦姑置弗辩，只明四逆汤为回阳正法，弗辩深于辩也[2]。

● 六味回阳饮

治阳明将脱等证。

人参一二两或数钱　制附子一二钱　炮干姜二三分　甘草一钱，炙　熟地五钱或一两　当归三钱。如泄泻者或动血者，以冬白术易之，多多益善

水一钟，武火煎七八分，温服。

陈修园曰：凡人将死之顷，阳气脱而阴气必盛。其时大汗不止，为水泄于外，痰涎如涌，为水泛于上。水，阴气也。阳主生而阴主死，人将死全是阴气用事，或见冷痰，或见冷汗。故仲景于汗不止症必用茯苓以泄水，泄水即所以抑阴也。真武汤、茯苓桂枝白术甘草汤、茯苓甘草汤，皆因汗出而同用茯苓，当悟其不言之妙。而痰多加茯苓，师有明训，无庸余之再论也。景岳不知回阳之义法在抑阴，反用胶粘之熟地，甘寒之人参，大助阴气，令一线残阳顷刻为群阴剥灭而死。人与尔何仇？必欲置之死地乎！即云方中亦有姜附，其实数钱之姜附，安能敌数两之地黄哉？仲景四逆汤、姜附汤、白通汤等，皆回阳法，人参且不轻加，况地黄乎？

---

〔1〕从容筹画所以尽其将将之能：筹画，运筹计划，决定良策。将将，指挥将士，前一个"将"作动词用。此句比喻甘草性甘缓，虽无攻克之力，却有从容调度诸药之功。

〔2〕弗辩深于辩也：不予辩论比辩论的意义更为深刻。

● 理阴煎

此理中汤之变方也。

熟地三五七钱或一二两　当归二三钱或六七钱　甘草一二钱

水二钟，煎七八分，热服。

陈修园曰：景岳自注治法云，通治真阴虚弱，此方颇有一二味合处。又云胀满、呕哕、痰饮恶心、吐泻腹痛等句，与真阴虚弱句不相连贯，总是要用熟地、当归，不得不瞑目混说也。且云为理中汤之变方，宜刚燥者当用理中，宜湿润者当用此方更谬。夫上焦属阳，下焦属阴，而中焦则为阴阳相遇之处。参、草甘以和阴，姜、术辛以和阳；辛、甘相辅以处中，则阴阳自然和顺。不曰温中而曰理中，明非刚燥之剂也。景岳以庸耳俗目论药[1]，不识刚柔燥湿之本。素喜柔润，故以归、地易人参、白术而改其名曰理阴煎。服之数剂则阴气内塞而为胀满，阴气上逆而为呕哕，阴水沉溢而为痰饮恶心，阴盛于中则上、下不交而吐泻，阴凝于内则阳不通而腹痛，阴盛于下则关元不暖而血滞经迟。不但不能治病，且以增病。又云真阴不足，或素多劳倦之辈，因而忽感寒邪不能解散者，用此温补阴分，使阴气渐充则汗从阴达，而寒邪不攻自散等语，更属无知妄作。夫太阳主表，为心君之藩篱，犹京都之有边关也。寒邪初起先入太阳之界，仲景麻桂诸方汲汲以扶阳抑阴为事，法在发汗。汗为心液，发之所以行君主之令也，以君主之阳内发则寒水之邪外散矣。若从景岳之说，以阴药助阴邪，不犹入井而下之石耶？吾不解庸医惯用此方，日误数人而仍不改辙者，岂尽天良之斫丧[2]？抑亦惑于景岳夸大之言、归咎于病之深而莫救？不自知其术之谬而杀人也。

● 养中煎

治中气虚寒，为呕为泄者。

---

〔1〕庸耳俗目：意思是所听到和所看到的都是平凡、庸俗的东西。

〔2〕斫（zhuó 琢）丧：砍掉；伤耗。

人参一二三钱　山药炒，一钱　白扁豆炒，一二钱　甘草一钱　茯苓二钱　干姜炒黄，二钱

水二钟，煎七分，食远温服。

陈修园曰：方亦平妥，但云空虚觉馁者加熟地，不无可议耳。

● 温胃饮

治中寒呕吐吞酸、泄泻、不思饮食及妇人脏寒呕恶、胎气不安等证。

人参二三钱或一两　白术炒，一二钱或二两　当归一二钱，泄泻者不用　扁豆二钱　陈皮一钱半　干姜炒焦，一二三钱　甘草一钱

水二钟，煎七八分，食远温服。

陈修园白：方佳而加减陋。

● 五君子煎

治脾胃虚寒，呕吐泄泻而兼湿者。

人参二三钱　白术　茯苓各二钱　炙甘草一钱　干姜炒，一钱

水一钟半，煎服。

陈修园曰：纯粹亦可作丸。

● 六味异功煎

治证同前而兼微滞者。

即前方加陈皮。

陈修园曰：方亦纯。

● 参姜饮

治脾、肺、胃气虚寒，呕吐、咳嗽气短，小儿吐乳等证。

人参三五钱或倍之　甘草三五分　干姜炮，五分或二三钱，或用煨姜二三片

水一钟半，煎七分，徐徐服之。

陈修园曰：分两不得法，咳嗽者不可用。

● 胃关煎

治脾肾虚寒作泻，或甚至久泻，腹痛不止、冷痢等证。

熟地三五钱或一两　山药炒，二钱　白扁豆二钱，炒　甘草一二钱　焦干姜一二钱　吴茱萸制，五七分　白术炒，二三钱

水二钟，煎七分，食远温服。

陈修园曰：古人制方最难，景岳制方最易，不论何方，加入熟地，即云补肾，治真阴不足；加入人参，即云补气，治元阳衰乏。流俗喜其捷便，其邪说至今不熄也。此方于苦燥辛温剂中君以熟地，不顾冰炭之反，便注云治脾肾虚寒作泻，陋甚！

● 佐关煎

治生冷伤脾，泻痢未久，肾气未损者，宜此汤，以去寒湿安脾胃。此胃关煎之佐者也。

厚朴炒，一钱　陈皮炒，一钱　山药炒，二钱　甘草七分　猪苓二钱　泽泻二钱　干姜炒，一二钱　肉桂一二钱

水一钟半，煎服。

● 抑扶煎

治气冷阴寒，或暴伤生冷致成泻痢。凡初起血气未衰，脾肾未败，或胀痛，或呕恶者，皆先用此汤。此胃关煎表里药也，宜察虚实用之，其有寒湿伤脏，霍乱邪实者，最宜用此。

厚朴　陈皮　乌药各一钱五分　猪苓二钱　泽泻二钱　甘草一钱　干姜炮，一二钱　吴茱萸制，五七分

水一钟半，煎七分，食远服。

陈修园曰：佐关煎、抑扶煎二方，虽不甚庞杂，但粗浅甚，不可为法。

● 四维散

治脾肾虚寒，滑脱之甚，或泄痢不能止，或气虚下陷二阴，血脱不能禁者，无出此方之右。

人参一两　制附子二钱　干姜炒黄，二钱　甘草一二钱　乌梅肉五分或一钱酌其味之微甚，随病人之意而用之或不用，此即四味回阳饮也

上为末，和匀，用水拌湿，蒸一饭顷，取烘干再为末。每服一二钱，温汤调下。

陈修园曰：四维散即四味回阳饮加乌梅是也，但彼用之以回阳则误，此用之以救阴则得。盖久痢与二便血脱，人参是其要药也，乌梅亦用得适当。

● 镇阴煎

治阴盛于下，格阳于上，则真阴失守，血随而溢，以致大吐大衄。六脉细脱，手足厥冷，危在顷刻，而血不能止者，速宜用此，使孤阳有归则血自安也。如治格阳喉痹上热者，当用此汤冷服。

熟地二三两　牛膝二钱　甘草一钱　泽泻一钱半　肉桂一二钱　制附子五七分或一二三钱

水二钟，速煎服。

陈修园曰：此方从八味地黄丸套来，方面却亦不杂。但初服效，二三服不甚效，四五服反剧，何则？景岳谓阴虚于下，格阳于上，亦古人之相沿之陈语。其实是阴虚于上，阴气乘之，邪火因而窃动，忽得桂、附扶胸中之阳，如太阳一出，烛火无光。故初服而效，再服不效者，习以为常也；四五服反剧者，桂、附阳药之少，不敌地黄阴药之多也。或问阴药数倍于阳药，阳药掣肘宜其不效，何以前效而后不效欤？曰：阴药性柔而行缓，缓则相渍而不绝；阳药性刚而行急，急则迅发而无余。初服一剂，地黄让桂、附之先行，但见桂、附之扶阳，若忘地黄之滋阴，故骤投见效。至于再服，桂、附虽烈，无如前之地黄缓行未了，又得新入地黄以助之，势可相敌，故再服不甚见效。

服至四五剂反剧，奈何？盖以每日所服之桂、附如火一发而无余；而同剂中之地黄如水之渐注而不骤，日积日多，些少之桂、附安能与之为敌？宜其服之反剧也。冯氏全真一气汤与此相仿，皆非善方。

● 归气饮

治气逆不顺，呃逆呕吐或寒中脾肾等证。

熟地三五钱　茯苓二钱　扁豆二钱　干姜炮　丁香　陈皮各一钱　藿香一钱五分　甘草八分

水一钟半，煎七分，食远温服。

陈修园曰：气逆不顺，用熟地之粘腻不更滞其气乎？且与诸药之气味不相投合，不能取效。

● 暖肝煎

治肝肾阴寒，小腹疼痛，疝气等证。

当归二三钱　枸杞三钱　茯苓二钱　小茴香二钱　肉桂二钱　台乌二钱　沉香一钱，或木香亦可

水一钟半，加生姜三五片，煎七分，食远温服。

陈修园曰：俗医以此方奉为枕中之秘，试问服此方而愈者有几人乎？仲景当归四逆汤、理中去术加附汤，圣法俱在，何因陋就简乃尔也？

● 寿脾煎

一名摄荣煎，治脾虚不能摄血等证。凡忧思郁怒积劳及误用攻伐等药，犯损脾阴，以致中气亏陷，神魂不宁，大便脱血不止，或妇人无火崩淋等证，凡兼呕恶尤为危候，速宜用此煎救脾气，则统摄固而血自归源。此归脾汤之变方，其效如神。若患此证而再用寒凉，则胃气必脱，无不即毙者。

白术二三钱　当归二钱　山药二钱　甘草一钱　枣仁一钱半　远志制，三五分　干姜炮，二三钱　莲肉去心，炒，二十粒　人参随宜一二钱，急者用一两

水二钟，煎服。

陈修园曰：方虽庸浅，却亦不杂。

● 三气饮

治血气亏损，风、寒、湿三气乘虚内侵，筋骨历节疼痛之极，及痢后鹤膝风痛等证。

当归　枸杞　杜仲各二钱　熟地三钱或五钱　牛膝　茯苓　芍药酒炒　肉桂各一钱　细辛或代以独活　白芷　甘草各一钱　附子随宜一二钱

水二钟，加生姜三片煎服。

陈修园曰：风、寒、湿三气杂至为痹，而湿为之主。痹者，脾病也。方中归、地、枸杞、牛膝，非脾病所宜。

● 五德丸

治脾肾虚寒，飧泄鹜溏等证[1]。或暴伤生冷，或受时气寒湿，或酒湿腹痛作泄，或饮食失宜，呕恶痛泄无火等证。

补骨脂四两，酒炒　吴茱萸制，三两　木香二两　干姜四两，炒　北五味三两。或以豆蔻代之，曲炒用，或乌药亦可

汤浸蒸饼，丸桐子大。每服六七十丸，甚者百余丸，白滚汤或人参汤或米汤俱可下。

陈修园曰：方从四神丸加减，亦简便可从。

● 七德丸

治生冷伤脾，初患泄泻，肚腹疼痛。凡年壮气血未衰，及寒湿食滞，凡宜和胃者，无不神效。

台乌药　吴茱萸制　干姜炒黄　苍术炒，各二两　木香　茯苓各一两　补

---

〔1〕鹜（wù 务）溏：指寒泻。又称鸭溏。

骨脂炒，四两

神曲糊丸桐子大。每服七八十丸，滚汤送下。

陈修园曰：不如前方之纯。

● 复阳丹

治阴寒呕吐、泻痢、腹痛、寒疝等证。

附子制　干姜炮　胡椒　五味炒　甘草各一两　白曲二两，炒熟

上为末和匀，入温汤捣丸桐子大。每服一钱，随证用药引送下。

陈修园曰：汇集热药而不得法。

● 黄芽丸

治脾胃虚，或食不化，或时多胀满、泄泻、吞酸、呕吐等证。此随身常用妙药。

人参二两　焦干姜三钱

炼白蜜为丸，芡实大，常嚼服之。

陈修园曰：此与一炁丹俱是温补时方，宜姜附倍于人参则得法。干姜不宜炒焦。

● 一炁丹

治脾肾虚寒，不时泄泻腹痛，阳痿怯寒等证。

人参　制附子各等分

炼白蜜丸如绿豆大，每用白滚汤送下五分或一钱。凡药饵不便之处，或在途次，随带此丹最妙。

● 九炁丹

治脾肾虚寒，如五德丸之甚者。

熟地八两　制附子四两　肉豆蔻面炒，三两　焦姜　吴茱萸　补骨脂酒炒

荜拨炒　五味炒，各二两　粉甘草炒，一两

炼白蜜为丸，或山药糊丸如桐子大。每服六七十丸或百丸，白滚汤送下。

陈修园曰：此即五德加熟地、肉豆蔻、荜拨、甘草等，方杂而效不著。

● 温脏丸

治诸虫积既逐而复生者，多由脏气寒，宜温健脾胃，以杜其源，此方主之。

人参随宜用，无亦可　白术米泔浸炒　当归各四两　茯苓　川椒去合口者，炒去汗　细榧肉　使君子煨取肉　槟榔各三两　干姜四两　吴茱萸汤泡一宿，各一两

上为末，神曲糊为丸，桐子大，服五七十丸或百丸，饥时白滚汤送下。

陈修园曰：汇集杀虫之标剂，而加以参、归、姜、萸温补之药为主，是景岳之识见高处，但不如仲景乌梅丸之神也。

● 圣术煎

治饮食偶伤，或吐或泻，胸膈痞闷，或胁肋疼痛，或过用克伐等药，致以伤脏气，有同前症，而脉息无力，气怯神倦者速宜用此。不得因其虚痞虚胀而畏白术，此中虚实之机，贵乎神悟也。若痛胀觉甚者，即以此煎送神香散最妙。若用治寒湿泻痢、呕吐尤为圣药。

白术用冬术味甘佳者，五钱，炒，或一二两　干姜炒　肉桂各一二钱　陈皮酌用或不用

水一钟半，煎七分，温服。

陈修园曰：此方可直追古方，新方而尽类此，吾何间焉[1]！

---

〔1〕新方而尽类此，吾何间焉：如果新方都像这样，我又何必尽找他的缺点呢？类，相类似。间，间隙，缺点，这里作动词用。

固　阵

● 秘元煎

治遗精、带浊等病。此方专主心脾。

远志八分，炒　山药二钱，炒　芡实二钱，炒　枣仁二钱，炒，捣碎　白术炒
茯苓各一钱半　甘草一钱　人参二钱　五味十四粒，畏酸者去之　金樱子去核，二钱

水二钟，煎七分，食远服。

陈修园曰：汇集补药及固涩之品，板实不灵。

● 固阴煎

治阴虚滑泄、带浊、淋遗及经水因虚不固等证。此方专主肝肾。

人参随宜用　熟地三五钱　山药炒，一钱　山茱萸一钱半　远志随宜用　甘
草一二钱　五味十四粒　菟丝子炒香，二三钱

水二钟，煎七分，食远温服。

陈修园曰：阴虚，古多指太阴而言，亦有指少阴而言。黄连鸡子黄汤、
猪苓汤、真武汤、四逆汤等法，皆言治少阴之为病，不专言治伤寒也。景岳
言之易易，只一熟地尽之，吾闽相习成风。凡入门看病，病家必告之曰，何
系阳虚，何系阴虚，医者体其所言，阳虚用人参、白术、黄芪等药；阴虚而
用地黄、当归、山药等药，则以为良医。此医风之大坏也。患梦遗、带浊、
经水不固者，照景岳固阴煎写来，人人称善，可以存短，可以骗人，诚糊口
之良法也。更有巧者，谓服熟地犹恐减食，而何首乌不寒不燥功居地黄之上；
地黄炒松及炒黑用之，能补肾及不泥膈，或以砂仁、附子、沉香、木香、芥
子拌捣，以此迎合富贵之家。名实两收，巧则巧矣，而医道由若辈而废，实
可痛恨！

● 菟丝煎

治心脾气弱。凡遇思虑劳倦即苦遗精者，宜此主之。

人参二三钱　山药炒，二钱　当归一钱半　菟丝子制，炒，四五钱　枣仁炒　茯苓各一钱半　甘草一钱或五分　远志制，四钱　鹿角霜为末，每服加入四五匙

上用水一钟半，煎成，加鹿角霜末调服，食前服。

陈修园曰：方虽板实，却不支离。

● 惜红煎

治妇人经血不固、崩漏不止及肠风下血等证。

白术　山药　甘草　地榆　续断　芍药　五味十四粒　荆芥穗炒　乌梅一枚

水一钟半，煎七分，食远服。

陈修园曰：方皆渣滓无用之品，即有术、草同行，其如彼众我寡何哉？

● 苓术菟丝丸

治脾肾虚损不能收摄，以致梦遗、精滑、困倦等证。

白茯苓　白术米泔，洗炒　莲肉去心，各四两　五味二两，酒浸　山药炒，二两　杜仲酒炒，三两　甘草五钱　菟丝子用好水淘净，入陈酒浸一日，文火煮极烂捣为饼，焙干为末，十两

上用山药末，以陈酒煮糊丸，桐子大，空心滚白汤或酒下百余丸。

● 固真丸

治梦遗精滑。

菟丝饼一斤，淘净，用好酒浸三日，煮极熟，捣膏晒干，或用净白布包蒸亦佳　牡蛎煅，四两　金樱子去核，蒸熟，四两　茯苓酒拌蒸晒，四两

炼蜜丸，空心好酒送下三钱，或淡盐汤亦可。

陈修园曰：苍术菟丝丸、固精丸，景岳所得意者，以菟丝子之补而能固也。余考《神农本草经》，会其言外之旨，知其有润燥之功，无固涩之用。李士材谓性温阳事易举者勿用，又谓其温涩大便燥干者勿用，皆臆说也。然余自临床以来，亦见市医用二丸治遗精，久服亦有效者，奈何？盖以菟丝子多脂之物，多脂则能补精。精与神犹鱼水之相得，但使精不枯竭，则神有所依而不妄动；神不妄动则精自安，其室而不摇，非谓菟丝子能止涩云也。特其功甚缓，而不足赖耳。金樱子、牡蛎、莲肉、苍术等药，医者自知，无庸再释。

● 糯米固肠糕

治脾胃虚寒，或因食滞、气滞、胀痛、泄泻久不止者，多服自安。

用白糯米滚汤淘洗，炒香熟为粉，每粉一两，加干姜末（炒熟者）二分半，白糖二钱，拌匀，于饥时用滚水调服一二两。如有微滞者，加陈皮（炒末）二分或（炒仁末）一分俱妙。

陈修园曰：山谷便方[1]，自不可废。

● 玉关丸

治肠风血脱、崩漏带浊不固，诸药难效者，宜用此丸兼前药治之；及泻痢滑泄不能止者，亦宜用此。

白面炒熟，四两　枯矾二两　文蛤醋炒黑，二两　五味子炒，一两　诃子二两，半生半炒

上为末，用滚汤和丸，桐子大。以温补脾肾等药随证加减，煎汤送下，或人参亦可。

陈修园曰：除白面外，皆极酸之品，恐过涩而增火。古人有大封大固之法，以苦药为主，不可不知。

---

[1]山谷便方：指民间流传的单方、验方。

● 巩堤丸

治膀胱不存，水泉不止，命门火衰，小水不禁等证。

熟地二两　菟丝子酒煮，二两　炒白术二两　五味　益智仁酒炒　故纸酒炒　附子制　茯苓　家韭子炒，各一两

上为末，山药糊丸，桐子大。每服百余丸，空心滚汤或酒下。

陈修园曰：方颇佳，以人参易熟地更妙。

● 敦阜糕

治久泻久痢、肠滑不固妙方，及妇人带浊更佳。

白面炒黄，二两　冬白术炒黄，二两　破故纸炒，五钱

上共为末，临服时加白糖随宜，用清滚汤，食前调服如糕法。如胃寒者，每一两加干姜（炒末）五分或一钱；如气有不顺，或痛、或呕，每末一两加丁香一钱；如滑泄不禁者，每两加粟壳末（炒黄）一钱。若以作丸则宜三味等分，则名敦阜丸。

陈修园曰：庸庸之见，绝无意义。

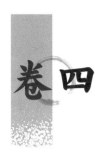

卷四

因 阵

● 逍遥饮

治妇人思郁过度，致伤心脾冲任之源，血气日枯，渐至经脉不调者。

当归二三钱　苂药钱半　熟地五七钱　枣仁二钱，炒　茯神钱半　远志制，三五分　陈皮八分　甘草一钱

水二钟，煎七分，食远温服。

陈修园曰：思则脾结，土郁夺之；郁则伤肝，木郁达之。若思郁过度，病久而虚，则宜调养土木之气，令土木无忤，以成复卦为妙[1]。兹方地黄之滞非所宜也。经脉不至，责在阳明，而冲任与脾皆于阳明中求其治法，非归、地、苂、草等可毕乃事也。然阳明所流行停聚之处，为坎流之所，而非蒙泉[2]。惟心孔中有真血数滴，谷气经历其所，即蒸而为血，以灌注诸经，亦非茯神、远志、枣仁之套药可治也。大抵经滞而不行，取之阳明，血枯而经闭，先取少阴，后取阳明。《内经》乌鰂、鲍鱼、茜草，面面周到。丸以雀卵，以朱

---

〔1〕复卦：六十四卦之一，象征阳气复生，居震下坤上。震属水，坤属土，复居中，
　　意指阳和土木相安。

〔2〕坎流之所，而非蒙泉：坎流，指肾。蒙泉，指心窍。坎、蒙均系六十四卦名之一。
　　坎象征水；蒙居坎下艮上，蒙者物之稚也，引申为蒙昧无知。

雀为南方之神〔1〕，其卵浑然一太极〔2〕，绝大意义，于数味中指示之。学者得其意则有其方，非以此四味为印板也。余自临症以来，每见服逍遥饮而致痨者，指不胜屈，宜摒绝之。

● 决津煎

治妇人血虚，经滞不能流畅而痛极者，当以水济水。若江河一决，而积垢皆去，宜用此汤随证加减主之。

当归三五钱或一两　泽泻一钱半　牛膝二钱　肉桂一二三钱　熟地二三钱或五七钱，或不用亦可　乌药一钱，如气虚者不用亦可

水二钟，煎七八分，食前服。

陈修园曰：天下无两可之理。景岳此方予庸师藏拙之术〔3〕，而不知实者得此为实实，虚者得此虚虚，误事在此。

● 五物煎

治妇人血虚凝滞，蓄积不行，小腹痛急，产难经滞及痘疮、血虚、寒滞等证，神效。

当归三五七钱　熟地三四钱　芍药二钱，酒炒　川芎一钱　肉桂一钱

水一钟半，煎服。

陈修园：方纯可用，而分两多寡不得法。

● 调经饮

治妇人经脉阻滞，气逆不调，多痛而实者。

---

〔1〕朱雀：亦称朱鸟，为古代天文学二十八宿体系形成后的四象之一（见《礼记·曲礼》），与玄武、青龙、白虎合称为"四方四宿"。朱雀位于南方，古人信奉为南方之神。

〔2〕其卵浑然一太极：它（朱雀）的卵好像一个太极。太极，神话中传说的在天地未分前混沌的形象。此处含有浓厚的唯心色彩。

〔3〕予庸师藏拙之术：给平庸的医生有掩饰他们笨拙技术的机会。

当归三五钱　牛膝二钱　山查一二钱　香附二钱　青皮一钱五分

水二钟，煎七分，食远服。

● 通瘀煎

治妇人气滞血积，经水不利，痛极拒按，及产后瘀血实痛，并男、妇血逆血厥等证。

归尾五七钱　山查　香附　红花新者炒黄，各三钱　乌药一二钱　青皮钱半
木香七分　泽泻钱半

陈修园曰：经脉不行，虚则补而实则攻，热则寒而寒则热。调经、通瘀二煎，畏首畏尾，不足法也。

● 胎元饮

治妇人冲任失守，胎元不安不固者，随证加减用之，或间日，或二三日常服一二剂。

人参随宜　当归　杜仲　芍药各二钱　熟地二三钱　白术钱半　甘草一钱
陈皮七分，无滞者不必用

水二钟，煎七分，食远服。

● 固胎煎

治肝脾多火多滞而屡坠胎者。

黄芩二钱　白术一二钱　当归　芍药　阿胶各钱半　陈皮一钱　砂仁五分

水一钟半，煎七分，食远温服。

陈修园曰：胎受气于脾，仲景《金匮》以白术之燥为主，可知熟地之湿非脾所喜也。白术散养胎，佐蜀椒以治寒湿；当归散常服，佐黄芩以治湿热。皆圣法也。景岳胎元饮亦仿于白术散，但不用辛热之蜀椒，而加湿滞之熟地，则违圣法矣。固胎煎、凉胎饮亦仿于当归散，但一用阿胶，而杂以桔、砂；一用生地，而杂以枳壳，则又违圣法矣。但《金匮》妊娠共十方，而丸散居七，

汤居三，即此是法，景岳未之知也。

● 凉胎饮

治胎气内热不安等证。

生地二钱　芍药二钱　黄芩一二钱　当归一二钱　生甘草七分　枳壳一钱
石斛一钱　茯苓一钱五分

水一钟半，煎七分，食远温服。如热甚者，加黄柏一二钱。

● 滑胎煎

治胎气临月，宜常服数剂以便易生。

当归三五钱　川芎七分　杜仲二钱　熟地三钱　枳壳七分　山药二钱

水二钟，煎八九分，食前温服。

陈修园曰：此方逊保生无忧散多矣[1]，未解景岳制此方何意？

● 殿胞煎

治产后儿枕疼痛等证如神[2]。

当归五七钱或一两　川芎　甘草各一钱　茯苓一钱　肉桂一二钱或五七分

水二钟，煎八分，热服。

陈修园曰：方平而功大。

● 脱花煎

凡临盆将产者，宜先服此药催生最佳。并治产难经日，或死胎不下，俱妙。

当归七八钱或一两　肉桂一二钱或三钱　川芎　牛膝各二钱　车前子二钱五分
红花一钱，催生者不用此味亦可

---

〔1〕保生无忧散：方由荆芥、羌活、黄芪、川朴、菟丝子、川芎、白芍、当归、枳壳、
　　川贝母、艾叶、生姜（一作甘草）组成。
〔2〕儿枕疼痛：产后瘀血凝滞引起的腹痛。

水二钟，煎八分，热服，或服后饮酒数杯亦妙。

陈修园曰：去牛膝加百草霜更妙。

● 九蜜煎

治产后阳气虚寒，或阴邪入脏，心腹疼痛，呕吐不食，四肢厥冷。

当归　熟地各三钱　芍药酒炒，佳　茯苓各钱半　甘草　干姜炒　肉桂　细辛各一钱　吴茱萸制，五分

水二钟，煎服。

陈修园曰：据景岳自注病证，非四逆汤、通脉四逆汤、白通加人尿猪胆汁汤、吴茱萸汤择用不可，若此汤庞杂，不能幸效。

● 清化饮

治妇人产后因火化热，及血热妄行，阴亏诸火不清等证。

芍药　麦冬各二钱　丹皮　茯苓　黄芩　生地各二三钱　石斛一钱

水一钟半，煎七分，食远温服。

陈修园曰：此方汇寒药毫无意义，不堪以治大病。惟驳丹溪芍药酸寒大伐生气，产后忌用之说，是聪明善悟处。又云，芍药之寒，不过于生血药稍觉其清耳，微酸而收，最宜于阴气散失之症，为产后之要药等说，则与经旨不合。《本草经》谓芍药气味苦平。气平则主降，味苦则下降而走血，为攻下之品，非补养之物也。《经》中所列主治邪气腰痛、除血痹、破积等句，圣训彰彰可考。若产后瘀血未净，邪气发热腹痛，小便赤短等证诚为要药；若阴气散失，泄泻无度，小便清白等证，用之则大误矣。景岳虽聪明过人，而未读《本草经》，其论药即有偶中之处，终觉瑕瑜参半[1]。

● 毓麟珠

治妇人气血俱虚经脉不调，或断续，或带浊，或腹痛，或腰酸，或饮

---

〔1〕瑕瑜参半：优点、缺点各有一半。瑕，玉上的斑点。瑜，玉上的光彩。

食不甘、瘦弱不孕，服一二斤即可受胎。凡种子诸方，无以加此。

人参　白术土炒　茯苓　芍药酒炒，各二两　川芎　甘草各一两　当归　熟地蒸，捣　菟丝子制，各四两　杜仲酒炒　鹿角霜　川椒各二两

上为末，炼蜜丸如弹子大。每空心嚼服一二丸，盐汤送下，或为小丸吞服亦可。

陈修园曰：水与土相演而生草[1]；脾与肾相和而生人。菟丝子脾肾兼补，而能使水土不戾[2]，毓麟珠取之为君，所以奏效如神也。菟丝子可用八两。

● 赞育丹

治阳痿精衰，虚寒无子等证妙方。

熟地八两，蒸，捣　白术用冬白术，八两　当归　枸杞各六两　杜仲酒炒　仙茅酒蒸，一日　巴戟天甘草汤炒　吴茱萸　淫羊藿羊脂拌炒　肉苁蓉酒洗去甲　韭子炒黄，各四两　蛇床子微炒　附子制　肉桂各二两

上炼蜜丸服，或加人参、鹿茸更妙。

陈修园曰：温补之品太多，药板实则功反缓。

● 柴归饮

治痘疮初起，发热未退。无论是痘是邪，疑似之间，均宜用此平和养营之剂以为先着。有毒者可托，有邪者可散，实者不致助邪，虚者不致损气。

当归二三钱　芍药或生或炒，一钱半　柴胡一钱或钱半　荆芥穗一钱　甘草七分或一钱

水一钟半，煎服，或加生姜三片。

● 疏邪饮

治痘疹初发热。凡血气强盛，无借滋补者，单宜解邪，用此方为主，

---

〔1〕演：《国语》韦昭注，水土气通为演，演犹润也。即润湿的意思。

〔2〕不戾：不相反。戾是乖张、违背的意思。

以代升麻葛根汤及苏葛汤等方最为妥当。

柴胡倍用　芍药倍用，酒炒　苏叶　荆芥穗　甘草减半

水一钟半，煎服。

● 凉血养荣煎

治痘疹血虚血热，面红热渴，或色燥不起及便结溺赤。凡阳盛阴虚等证，悉宜用此。

生地黄　当归　芍药　生甘草　地骨皮　紫草　黄芩　红花

水一钟半，煎服。量儿大小加减用之。

● 柴葛煎

治痘疹表里俱热，散毒养阴及瘟疫等证。

柴胡　干葛　芍药　黄芩　甘草　连翘

水一钟半，煎温服。

● 搜毒煎

解痘疹热毒炽盛，紫黑干枯燥，便结纯阳等证。

紫草　地骨皮　牛蒡子杵　黄芩　木通　连翘　蝉退　芍药等分

水一钟半，煎服。

● 六物煎

治痘疹血气不充，随证加减用之，神效不可尽述。并治男妇气血俱虚等证。

炙甘草　当归　熟地或用生地　川芎三四分，不宜多　芍药俱宜加减　人参或有或无，随虚实用之，气不虚者不必用

咬咀，水煎服。

● 六气煎

治痘疹气虚，痒㿠倒陷[1]，寒战咬牙，并治男妇阳气虚寒等证。

黄芪炙　肉桂　人参　白术　当归　甘草

㕮咀，水煎服。

● 九味异功煎

治痘疮寒战咬牙倒陷，呕吐泄泻，腹痛虚寒等证。

人参二三钱　黄芪炙，一二钱　当归　熟地各二三钱　肉桂一钱　干姜炮，二三钱　附子制，一二钱

上量儿大小加减，用水一钟半，煎七分，徐徐服之。

● 透邪煎

凡麻疹初热未出之时，惟恐误药，故云未出之先，不宜用药。然解利得宜，则毒必易散，而热自轻减。欲求妥当，当先用此方为主。

当归二三钱　芍药酒炒，一二钱　防风七八分　荆芥一钱　甘草七分　升麻三分

水一钟半，煎服。

陈修园曰：熟于仲景《伤寒论》，而痘疹之治自有源头。不然，如《活幼心法》《保赤全书》《种痘新书》视诸书虽高一格，犹未免逐末而忘本也。景岳不熟仲景书，而臆言痘疹，所以治痘有柴归饮、疏邪饮、凉血养荣煎、柴葛煎、搜毒煎，治痘有透邪煎之妄。即六物煎、六气煎、九味异功煎亦为习俗所囿[2]，非善方也。能治伤寒，即能医痘疮，《侣山堂汇辩》亦有是说[3]，非余之创论。

─────────────

〔1〕痒㿠倒陷：形容痘疹有发痒塌陷的现象，也就是灌浆不正常。㿠，同"塌"。
〔2〕囿（yòu 又）：局限。
〔3〕《侣山堂汇辩》：似为《侣山堂类辩》。

● 牛膝煎

截疟大效。凡邪散已透而血气微虚者，宜此主之。

牛膝二钱　当归　陈皮各三钱

上用好酒一钟，浸一宿，次早加水一钟，煎八分温服。

● 何人饮

截疟如神。凡气血俱虚，久疟不止，或急欲取效者，宜此方主之。

何首乌自三钱以至一两，随证轻重用之　当归二三钱　人参三五钱或一两随用
陈皮二三钱，气虚者不必用　生姜煨，三片，多寒者用三五钱

水二钟，煎八分，于发前二三时温服之。

● 追疟饮

截疟甚佳。凡气血未衰，屡散之后而疟有不止者，用此截之，已经屡验。

何首乌一两，制　当归　甘草　半夏　青皮　陈皮　柴胡各三两

上用井水、河水各一钟，煎一钟，渣亦如之，同露一宿，次早温服一钟，
后待食远再服一钟。

● 木贼煎

凡疟疾形实气强，多湿多痰者，宜此截之大效。

半夏　青皮各五钱　木贼　厚朴各一钱　白苍术　槟榔各一钱

用陈酒二钟，煎八分，露一宿，于未发之先二时温服。

陈修园曰：牛膝煎、何人饮、追疟饮、木贼煎，皆通套之方，未甚精切。
若有病轻未经亲诊，录症以索方者，不妨以此方应之。

● 牙皂散

治胃脘痛剧，诸药不效者，服此如神。

用牙皂烧存性，以烟将尽为度，研末，用烧酒调服一钱许即效。

● 荔香散

治疝气极痛。凡在气分者，最宜用之。并治小腹气痛等证如神。

荔枝核炮微焦　大茴香等分，炒

上为末，用好酒调服二三钱。

陈修园曰：牙皂散、荔香散为止痛之标剂，一二服未效者不可再服。

● 豕膏

《内经》曰：痛发于嗌中，名曰嗌痈，不治化为脓，脓不泻，塞咽半日死。其化为脓者，则合豕膏冷食，三日已。此必以猪板油炼净服之也。

又万氏方：治肺热暴喑。用猪脂一斤炼过，入白蜜一斤再炼，少顷滤净冷定，不时挑服一匙即愈。按：此方最能润肺润肠，凡老人痰嗽不利，及大肠秘结者，最宜用之。

又《千金方》：治关格闭塞[1]。用猪脂、姜汁各二斤，微火煎至二斤，加酒五合和煎分服。

陈修园曰：方超！

● 罨伤寒结胸法[2]

凡病伤寒结胸，其有中气虚弱，不堪攻击内消者，须以此法外罨之，则滞行邪散，其效如神。

葱白头　生姜　生萝卜此味加倍，如无，以子代之

上用葱、姜各数两，萝卜倍之，共捣一处炒热，用手巾或白布包好，作大饼罨胸前胀痛处。此药须分三包，冷则轮换罨之，无不即时开通，汗出

---

〔1〕关格闭塞：病症名。这里的关格闭塞应指大小便俱不通。《诸病源候论》曰："大便不通谓之内关，小便不通谓之外格，大小便俱不通谓之关格。"

〔2〕罨（yǎn 掩）：掩覆、掩盖的意思。

而愈。但不宜太热，恐其难受也。

又法以大蒜一二十头捣烂，摊厚纸或薄绢上，贴子胀处，少顷即散。用治一切胀痛，无不神效。

陈修园曰：围药之法[1]，虽不足恃，亦不可废。若蒸脐法[2]，则断断不可行也。

● 连翘金贝煎

治阳分痈毒，或在脏腑、肺膈、胸乳之间者，此方最佳。甚者连用数服，无有不愈。

金银花　贝母土者更佳　蒲公英　夏枯草各二钱　红藤七八钱　连翘一两或五六七钱

用好酒二碗煎一碗，服后仰卧片时。

● 连翘归尾煎

治一切无名痈毒、丹毒、流注等毒，有火者最宜用之。

连翘七八钱　归尾三钱　甘草一钱　金银花　红藤各四五钱

用水煎服如前。

● 桔梗杏仁煎

此桔梗汤之变方也。治咳嗽脓痰中带血，或胸膈隐痛，将成肺痈者，此方为第一。

桔梗　百合　甘草　阿胶　金银花　麦冬　夏枯草　连翘各三钱　土贝母三钱　枳壳钱半　红花三钱

水二钟，煎八分，食远服。

---

〔1〕围药：是在肿疡周围敷一圈湿润的药泥。
〔2〕蒸脐法：把药物煎后乘热在患者脐孔熏蒸。

● 当归蒺藜煎

治痈痘疮疹，血气不足，邪毒不化，内无实热，而肿痛淋漓者，悉宜用之。此与芍药蒺藜煎相为奇正也[1]，当酌其详。

当归 熟地 芍药酒炒 何首乌各二钱 甘草 防风 川芎 荆芥穗 白芷各一钱 白蒺藜炒，捣碎，三钱或五钱

上或水或酒，用二钟煎服，然水不如酒。或以水煎服后，饮酒数杯，以行药力亦可。

● 芍药蒺藜煎

治通身湿热疮疹及下部红肿热痛诸疮，神效。外以螺蛳粉敷之。

龙胆草 栀子 黄芩 木通 泽泻 芍药 生地各二钱 白蒺藜连刺捶碎，五钱，甚者一两

水二钟，煎八分，食远服。

● 降痈散

治痈疽诸毒，消肿止痛散毒，未成者即消，已成者敛毒速溃可愈。若阳毒炽盛而疼痛势凶者，宜先用此方，其解毒散毒之功神效最速。若坚顽深固者宜用后方。

薄荷新采者佳，用叶 野菊花连根叶，各一握 土贝母半之 茅根一握

上干者可为末，鲜者可捣烂同贝母研匀。外将茅根煎浓汤去根用，调前末，乘热敷患处，仍留前剩汤炖暖，不时润于药上。但不可用冷汤，冷则不散不行，反能为痛，约敷半日，即宜换之，真妙方也。

后方：凡疽毒坚顽深固，及结核痰滞，宜用此方。

薄荷倍用 生南星 土贝母 朴硝各等分 石灰风化者加倍用，或倍倍用之

---

〔1〕相为奇正：古兵家语。原话为"奇正相生"，意指奇兵与正兵迭相为用。《孙子》曰："奇正相生，如环之无端。"此处喻方药可互相更换。

上研为末，用盐卤调杵稠粘敷患处，经宿干则易之，不必留头。若脓成者，留头亦可。或炒热摊绢上，隔绢贴之亦可。或用麻油调，或用热茅根汤调亦可。若欲止痛速效，加麝香或冰片少许更妙。

● 百草煎

治百般痈毒，诸疮损伤疼痛，腐肉肿胀，或风寒湿气留聚，走注疼痛等证，无不奇效。

百草

凡田野山间者，无论诸品皆可取用。然必以山草为胜，辛香者佳。冬月可用干者，须预为收采之。上不论多寡，取以多煎浓汤，乘热熏洗患处，仍用布帛蘸熨良久，务令药气蒸透，然后敷贴他药，每日二三次不拘。但以频数为善，盖其性之寒者可以除热，热者可以散寒，香者可以行气，毒者可以解毒，无所不用，亦无所不利。汤得药性，则汤气无害；药得汤气，则药力愈行。凡用百草以煎膏者，其义亦此。此诚外科中最要、最佳之法，亦传之方外人者也[1]。

● 螵蛸散

治湿热破烂、毒水淋漓等疮，或下部肾囊足股肿痛，下疳诸疮，无不神效。

海螵蛸不必浸淡　人中白或人中黄、硼砂亦可，等分

上为细末，先以百草煎多煎浓汤乘热熏洗，后以此药渗之。如干者以麻油或熬熟猪油，或蜜水调敷之。

● 肠痈秘方

凡肠痈生于小肚角，微肿而小腹隐痛者是。若毒气不散渐大，内攻而溃则成大患，急宜以此方治之。先用红藤一两许，以好酒二碗煎一碗，午前

---

〔1〕方外人：原指世外人或异域人，此处指僧道。

一服，醉卧之。午后用紫花地丁一两许，亦如前煎服，服后痛必渐止为效。然后服后末药除根，神效。

当归五钱　蝉退　僵蚕各二钱　天龙　大黄各三钱　石蟞虫五钱，此草药也
老蜘蛛二个，捉放新瓦上以酒钟盖定，外用火煅干存性

上共为末，每空心用酒调送一钱许，逐日渐服自消。

● 槐花蕊

治杨梅疮、下疳神方。

棉花疮毒及下疳初感[1]，或毒盛经年难愈者，用槐蕊拣净，不必炒，每食前用清酒吞下三钱许，早晚每日三服。服至二三斤，则热毒尽去，可免终身余毒之患，亦无寒凉败脾之虚。此经验神方也。如不能饮，即用滚水盐汤俱可送下，但不及酒送之效捷也。

● 飞丹散

治脚腿寒湿、风湿等证。

飞丹　人中黄　轻粉　水粉各等分

为末，凡湿烂者，可以干渗，外用油纸包盖。若干陷者，以猪骨髓或猪油调贴之。先以百草煎汤乘热熏洗，然后贴之，日洗数次。妙！

● 棉花疮点药

杏仁取霜　轻粉真者

二味等分为末，敷于疮上，二三日即痂脱而落。

又武定侯方：用雄黄钱半，杏仁三十粒，去皮，轻粉一钱，同为末，用雄猪胆汁调敷，三日即愈，百发百中，天下第一方。

陈修园曰：自连翘金贝煎至此，外科诸方俱佳。

---

〔1〕棉花疮：亦称棉子疮，即杨梅疮。

● 鸡子黄连膏

治火眼暴赤疼痛，热在肤腠浅而易解者，用此点之，数次可愈。若热由内发，火在阴分者，不宜外用凉药，非惟不能去内热，而且以闭火邪也。用鸡子一枚，开一小窍，单取其清，盛以磁碗，外用黄连一钱，研为粗末，掺于鸡子清上，用箸彻底速打数百，使成浮沫，约得半碗许，即其度矣。安放少顷，用箸拨开浮沫，倾出清汁，用点眼眦，勿得紧闭眼胞挤出其药，必热泪涌出，数次即愈。内加冰片少许尤妙。若鸡子小而清少者，加水二三匙同打亦可。

陈修园曰：此方于实热症相宜。然目视无光及昏黑倦视等证，皆为阳虚。盖心、肺上焦之阳也，心属火，火能烛物[1]；肺属金，金能鉴物[2]。二脏之阳不宜，则火不能烛，金不能鉴矣。医者不知以补血之药滋肾，下焦之阴愈盛，则上焦之阳愈虚，且令下焦之阴上加于天，白昼如夜，爝火有光[3]，阴云四合，龙雷飞腾[4]。欲滋阴以降火，其实滋阴以助火，则遂增出赤肿红丝、胬肉、羞明诸火象，渐成废疾矣。方治详于《时方妙用》，不赘。

● 金露散

治赤目肿痛，翳障诸疾。

天竺黄择辛香者用　海螵蛸不必浸洗　月石各一两　飞朱砂　炉甘石片子者佳，煅，淬童便七次，飞净，各八两

上为极细末，磁瓶收贮，每用时，旋取数分，研入冰片少许。诸目疾皆妙。

陈修园曰：此药点目甚疼，疼恐伤目，不可用。

---

〔1〕火能烛物：火能照耀一切物体。这里"烛"作动词用。

〔2〕金能鉴物：镜可以照见一切物体。金，金属的统称。古时镜是用金属（主要是铜）制成的。

〔3〕爝（jué 爵）火：小火把。庄子《逍遥游》曰："日月出矣而爝火不息。"

〔4〕龙雷飞腾：龙雷之火浮越。龙火、雷火均指肾火，潜居（肾）水中。在正常情况下，水火既济，保持阴阳平衡。若肾水不足或阴寒太盛，都可导致龙雷不安其位而浮越。

● 二辛煎

治阳明胃火，牙根口舌肿痛不可当。先用此汤漱之，漱后敷以三香散，抑或仍服清胃等药以治其本。

细辛三钱　生石膏一两

上二味，用水二碗，煎一碗乘热频漱之。

● 冰玉散

治牙疳、牙痛、口疮、齿衄、喉痹。

生石膏一两　月石七钱　冰片三分　僵蚕一钱

上为细末，小磁瓶盛贮，敷之吹之。

● 冰白散

治口舌糜烂及走马牙疳等证。

人中白倍用之　冰片少许　铜绿用醋制者　杏仁二味等分

上为细末敷患处。

● 代匙散

治喉。

月石　石膏各一钱　脑荷五分　胆矾五分　粉草三分　僵蚕炒，五分　冰片一分　皂角炙烟尽，五分

上为细末，用竹管频吹喉中。

● 三香散

治牙根肿痛。

丁香　川椒取红，等分　冰片少许

上为末，敷痛处。

● 固齿将军散

治牙痛牙伤，胃火糜肿。久之牢牙固齿。

锦纹大黄炒微黄　杜仲炒半黑，各十两　青盐四两

上为末，每日清晨擦漱，火盛者咽之亦可。

● 熏疥方

朱砂　雄黄　银朱各三分，同研　大枫子　木鳖子各三个

上将大枫、木鳖先捣碎，乃入前三味拌匀，外以干纸铺卷成筒，约长二寸许足矣。凡熏时须将遍身疥痂悉行抓破，熏之始效。后五六日，复熏一筒，无不悉愈。

● 杖丹膏

猪板油半斤　黄占[1]二两　轻粉三钱　水银三钱　冰片三分

先将水银、轻粉同研细，俟猪油熬熟去渣，先下黄占熔化，后入末药搅匀收贮。以水浸二三时，令出火毒，用竹纸摊贴，觉热即换。轻者即愈，重者不过旬日。

● 银珠烟

治头发生虱及诸疮之有虫者。

用银朱四五分，揩擦厚纸上点着，置一干碗中，上用一湿碗露缝覆之，其烟皆著于湿碗之上，乃用指揩擦发中，覆以毡帽，则虮虱皆尽矣。此烟以枣肉和捻作饼或作丸，擦于猪鸡熟肝之间，用贴诸疮癣之有虫者及虫蚀肛门者，以绵裹枣肉纳肛门中一宿，无不神效。须留绵在外，以便出之。

---

〔1〕黄占：即黄蜡。

● 雷火针

治风寒湿毒之气留滞经络而为痛为肿不能散者。

五月五日取东引桃枝（去皮）[1]，两头削如鸡子尖样，长一二寸许。针时以针向灯上点着，随用纸三五层或布亦可，贴盖患处，将针按于纸上，随即念咒三遍，病深者再熨再刺之立愈。咒曰：天火地火，三昧真火，针天天开，针地地裂，针鬼鬼灭，针人人得长生，百病消除，万物消灭。吾奉太上老君急急如律令[2]。

又雷火针新方，乃以药为针者，其法更妙。

白芷　独活　川芎　细辛　牙皂　川山甲炮，倍用　丁香　枳壳　松香　雄黄　乳香　没药　杜仲　桂枝各一钱　硫黄二钱　麝香不拘　熟艾二三两

上捣为粗末和匀，取艾铺底掺药于上，用上好皮纸卷筒。先须用线绊约两头，防其伸长，然后加纸再卷，务令极实，粗如鸡子尖样，是其度也。乃用鸡子清刷外层卷而裹之，阴干用法如前。

● 疥疮膏

治疥疮，擦上即愈，癣疮亦妙。

松香一钱　水银　硫黄　枯矾各二钱　樟脑二钱或三钱　麻油

上先将松香、水银加麻油少许，研如糊，后入三味，如膏擦之神效。

● 鹅掌疯四方

猪胰一具，去油，勿经水　花椒二钱

上用好酒温热，将二味同浸二三日，取胰不时擦手，微火烘之自愈。

又方：用白砒三钱，打如豆粒，以麻油一两熬砒至黑，去砒，用油擦手，微烘之，不过二三次即愈。

又方：用葱五六根捶破，再用花椒一把同入磁瓦罐中，入醋一碗，后

---

〔1〕东引桃枝：向东生长的桃树枝。

〔2〕咒曰……急急如律令：这是古代迷信骗人的驱鬼治病口诀，不足置信。

以滚汤冲入，熏洗数次即愈。

又方，用壳树叶煎汤温洗[1]，以火烘干，随用柏白油擦之。再以火烘干，小顷又洗又烘，如此日行三次，不过三五日即愈。

● 秘传水银膏

擦治杨梅疯毒，烂溃危恶，多年不愈等证神验方。

黄柏　黄连各一钱　川大黄五分，三味研末　雄黄　胆矾　青黛　儿茶　铜青各三分　轻粉　枯矾各四分　大枫子去油，取净霜五分，黑者勿用　珍珠一分半，生用　冰片一分半，二味另研末　人言人壮者七厘，弱者半分，中者六厘

上十四味，为极细末，分作三分，每分约一钱八分。番打麻[2]，另为末，若疮重而壮能食者，每分用五分；人弱不起者，每分用三分；中者四分，入前药研匀。水银，人健者，每分用一两或八九钱；中者或五六钱；卧床不起而极弱者，只可用三钱，决不可再多矣。

上先将麻、汞并前药各一分俱入盏内，再入真芝麻油家少许，用手指研开，务使汞、药混为一家，渐次增油久研，以不见汞星为度，大约如稀糊可矣。

一擦法，用此药擦手足四腕动脉处，每药一分，务分擦三日，每日早晚各擦一次，每次以六七百数为度，擦完用布包之。擦药时，凡周身略破伤处，俱用无麝膏药贴之，膏药须厚摊，每二日一换，换时不可经风，常须避帐幔中。冬月须用厚被暖炕，他时亦须常暖。南方则多用被褥盖垫可也。擦至七日，毒必从齿缝中发出，口吐臭涎。若口齿破烂出血，但用甘草、蜂房煎汤，候冷漱解，不可咽下。轻者只以花椒汤漱之亦可。擦处必皮破，不可畏疼痛而少擦也。

忌盐十余日，多更好，并鱼腥、生冷、动气、发风等物一个月[3]。尤

---

〔1〕壳树叶：似指壳斗科植物如栗树、水青冈等的叶。
〔2〕番打麻：一作番打马。以前番舶用以照明的火把，其燃料是一种树脂。此种树脂能杀虫，入外科疮疡膏用。
〔3〕发风：引动内风。这里指某些饮食物如酒、姜、辣椒等辛热能引风动火。

忌房事，外如牛肉、烧酒、团鱼之类，须忌二三年。惟乔麦面、羊肉，则终身忌之。

大麻风亦可用。

● 二十四味败毒散随前水银膏

当归　川芎　生地　熟地　芍药　牛膝　防风　荆芥　白芷　防己　麦冬　桔梗　羌活　独活　白藓皮　薏米仁　连翘　木通　陈皮　粉草　黄蘗　知母　栀子　黄连

上每贴加土茯苓，干者四两，鲜者须半斤。用水六碗，煎二碗，分三次，每日早晚各服一碗。

上方后四味，随其人之阴阳寒热酌而用之。

● 臁疮隔纸膏

黄占五两　飞丹　铅粉各四两　轻粉　乳香　没药各二钱　冰片二分　麻油春夏二两，秋冬三两

上先将占、油煎五六沸，下乳、没；再二三沸下轻粉；随下丹、粉。槐柳枝搅十余沸，取起冷定后，下冰片搅匀，瓶盛浸一宿出火毒。先以苦茶洗疮净，将膏用薄油纸刺孔厚摊，间日番背面贴之，三日一换，三贴即可愈。

● 收疮散

治湿烂诸疮，肉平不敛，及诸疮毒内肉既平，而口有不收者，宜用此最妙。

滑石飞，一两　赤石脂飞，五钱　粉草三钱

上为末干掺，或用麻油调敷。或加枯矾一钱，痒者极宜。若痒甚者必有虫，先用水银三四钱，同松香一钱研匀，后拌前药和匀敷之。

陈修园曰：自二辛煎至此，多俗传之验方，有效有不效者，寒热虚实之不同也。